华西医学大系

U0254802

解读"华西现象"

讲述华西故事

展示华西成果

华西专家告诉你：
肝胆胰脾疾病的健康科普知识

主　编　谢泽荣

四川科学技术出版社
·成都·

图书在版编目（CIP）数据

肝胆胰脾疾病的健康科普知识 / 谢泽荣主编.

成都：四川科学技术出版社，2024.6. -- (华西专家

告诉你). -- ISBN 978-7-5727-1399-6

Ⅰ. R57-49; R551.1-49

中国国家版本馆CIP数据核字第2024EM4756号

华西专家告诉你：
肝胆胰脾疾病的健康科普知识

主　　编	谢泽荣
出 品 人	程佳月
责任编辑	吴晓琳
助理编辑	王天芳
封面设计	象上设计
责任出版	欧晓春
出版发行	四川科学技术出版社

　　　　　　成都市锦江区三色路238号　邮政编码 610023

　　　　　　官方微博 http://weibo.com/sckjcbs

　　　　　　官方微信公众号　sckjcbs

　　　　　　传真 028-86361756

成品尺寸	156 mm × 236 mm
印　　张	8.5
字　　数	170千
印　　刷	成都市金雅迪彩色印刷有限公司
版　　次	2024年6月第1版
印　　次	2024年7月第1次印刷
定　　价	48.00元

ISBN 978-7-5727-1399-6

邮　　购：成都市锦江区三色路238号新华之星A座25层　邮政编码：610023

电　　话：028-86361770

本书编委会

《华西医学大系》总序

　　由四川大学华西临床医学院 / 华西医院（简称"华西"）与新华文轩出版传媒股份有限公司（简称"新华文轩"）共同策划、精心打造的《华西医学大系》陆续与读者见面了，这是双方强强联合，共同助力健康中国战略、推动文化大繁荣的重要举措。

　　百年华西，历经120多年的历史与沉淀，华西人在每一个历史时期均辛勤耕耘，全力奉献。改革开放以来，华西励精图治、奋进创新，坚守"关怀、服务"的理念，遵循"厚德精业、求实创新"的院训，为践行中国特色卫生与健康发展道路，全心全意为人民健康服务做出了积极努力和应有贡献，华西也由此成为全国一流、世界知名的医（学）院。如何继续传承百年华西文化，如何最大化发挥华西优质医疗资源辐射作用？这是处在新时代站位的华西需要积极思考和探索的问题。

　　新华文轩，作为我国首家"A+H"出版传媒企业、中国出版发行业排头兵，一直都以传承弘扬中华文明、引领产业发展为使命，以坚持导向、服务人民为己任。进入新时代后，新华文轩提出了坚持精准出版、精细出版、精品出版的"三精"出版发展思路，全心全意为推动我国文化发展与繁荣做出了积极努力和应有贡献。如何充分发挥新华文轩的出版和渠道优势，不断满足人民日益增长的美好生活需要？这是新华文轩一直以来积极思考和探索的问题。

基于上述思考，四川大学华西临床医学院 / 华西医院与新华文轩出版传媒股份有限公司于 2018 年 4 月 18 日共同签署了战略合作协议，启动了《华西医学大系》出版项目并将其作为双方战略合作的重要方面和旗舰项目，共同向承担《华西医学大系》出版工作的四川科学技术出版社授予了"华西医学出版中心"铭牌。

人民健康是民族昌盛和国家富强的重要标志，没有全民健康，就没有全面小康，医疗卫生服务直接关系人民身体健康。医学出版是医药卫生事业发展的重要组成部分，不断总结医学经验，向学界、社会推广医学成果，普及医学知识，对我国医疗水平的整体提高、对国民健康素养的整体提升均具有重要的推动作用。华西与新华文轩作为国内有影响力的大型医学健康机构与大型文化传媒企业，深入贯彻落实健康中国战略、文化强国战略，积极开展跨界合作，联合打造《华西医学大系》，展示了双方共同助力健康中国战略的开阔视野、务实精神和坚定信心。

华西之所以能够成就中国医学界的"华西现象"，既在于党政同心、齐抓共管，又在于华西始终注重临床、教学、科研、管理这四个方面协调发展、齐头并进。教学是基础，科研是动力，医疗是中心，管理是保障，四者有机结合，使华西人才辈出，临床医疗水平不断提高，科研水平不断提升，管理方法不断创新，核心竞争力不断增强。

　　《华西医学大系》将全面系统深入展示华西医院在学术研究、临床诊疗、人才建设、管理创新、科学普及、社会贡献等方面的发展成就；是华西医院长期积累的医学知识产权与保护的重大项目，是华西医院品牌建设、文化建设的重大项目，也是讲好"华西故事"、展示"华西人"风采、弘扬"华西精神"的重大项目。

　　《华西医学大系》主要包括以下子系列。

　　①《学术精品系列》：总结华西医（学）院取得的学术成果，学术影响力强。②《临床实用技术系列》：主要介绍临床各方面的适宜技术、新技术等，针对性、指导性强。③《医学科普系列》：聚焦百姓最关心的、最迫切需要的医学科普知识，以百姓喜闻乐见的方式呈现。④《医院管理创新系列》：展示华西医（学）院管理改革创新的系列成果，体现华西"厚德精业、求实创新"的院训，探索华西医院管理创新成果的产权保护，推广华西优秀的管理理念。⑤《精准医疗扶贫系列》：包括华西特色智力扶贫的相关内容，旨在提高贫困地区基层医院的临床诊疗水平。⑥《名医名家系列》：展示华西人的医学成就、贡献和风采，弘扬华西精神。⑦《百年华西系列》：聚焦百年华西历史，书写百年华西故事。

　　我们将以精益求精的精神和持之以恒的毅力精心打造《华西医学大系》，将华西的医学成果转化为出版成果，向西部、全国乃至海外传播，提升我国医疗资源均衡化水平，造福更多的患者，推动我国全民健康事业向更高的层次迈进。

《华西医学大系》编委会

2018 年 7 月

序言一

党的二十大报告提出"推进健康中国建设，把保障人民健康放在优先发展的战略位置"。普及健康知识，提高全民健康素养水平，是提高全民健康水平最根本、最经济、最有效的措施之一。随着生活水平和知识水平不断提高，公众对科学、技术、教育、文化等需求与日俱增，对科普事业的发展也提出更高的期望。因此，积极推动医学科学知识普及，为促进全民健康水平提升贡献专业力量是每一位护理人员永恒的追求。

随着现代医学科学的进步，加速康复外科理念与微创外科观念相结合，推动了肝胆胰脾专业领域快速发展。与此同时，对于疾病的相关知识与居家照护要点也成了公众最关心的问题。如何促进术后快速康复，持续提升患者就医体验，四川大学华西天府医院护理团队坚持以患者为中心，秉承"专业·精准·共享·引领"的理念，努力创建"护理差错发生最少，人文关怀服务最好"的护理队伍。

在此背景下，四川大学华西天府医院普外科护理团队编写的《华西专家告诉你：肝胆胰脾疾病的健康科普知识》应运而生，书中全面、系统地阐述了肝胆胰脾疾病的概述、病因、临床表现、治疗要点、康复指导等内容，采用图文相结合的形式，用通俗易懂的语言阐释了复杂的医学专业知识，帮助公众认识疾病、了解疾病，普及疾病照护知识，满足公众多层次、多样化的健康需求。

健康是促进人的全面发展的必然要求，是经济和社会发展的基础条件。希望本书能够帮助公众了解肝胆胰脾疾病的医学知识与康复措施，并应用到日常生活中。四川大学华西天府医院护理团队将携手用医学科普知识增强人民群众的科普获得感，共同为全民健康、健康中国做出更多贡献。

2023年11月

专家简介：

黄浩，教授，主任护师，四川大学华西医院护理部副主任，华西天府医院护理部主任。中国卫生监督协会消毒与感染控制专业委员会委员，中国研究型医院学会质量管理与评价专业委员会委员，中华护理学会消毒供应中心专业委员会专业委员会副主任委员，四川省护理学会理事、消毒供应中心专业委员会候任主任委员，四川省消毒供应中心医疗质量控制中心业务主任，四川省学术技术后备带头人。《华西医学》《西部医学》《护士进修杂志》《中西医结合护理杂志》等杂志审稿专家、编委。

序言二

《健康中国行动（2019—2030年）》号召"动员更多社会力量参与健康知识普及工作。鼓励卫生健康行业学会、协会组织专家开展多种形式的、面向公众的健康科普活动和面向机构的培训工作"。由此可以看出，健康科普将是整个健康产业发展的重要环节。如何实现公众医学知识的"扫盲"，提高公众的基本医学素养，树立科学的健康医疗观念，是关系人民健康的全局性、长期性问题。

近年来，肝胆胰脾疾病的发病率呈现逐年增高的趋势，外科手术是治疗肝胆胰脾疾病的主要手段，但肝胆胰脾周围血管密集、解剖结构复杂，术后并发症发生率相对较高，科学有效的治疗与护理是肝胆胰脾疾病患者安全、舒适、快速康复的重要保障。为促进疾病康复，提升重大疾病存活率，提高生活质量，《华西专家告诉你：肝胆胰脾疾病的健康科普知识》一书应运而生，这是一本顺应时代要求与公众群体需求的科普读物，采用由浅入深、图文并茂的形式，用通俗易懂的语言阐述了肝胆胰脾疾病的病因、临床表现、治疗要点、康复指导等多方面的内容，让公众能从容地应对这些疾病，学习到真正有价值的健康知识。

　　希望本书能帮助公众了解肝胆胰脾疾病的相关知识，正确看待疾病、理解疾病，更好地观察疾病的早期发生、发展，从而能做到早发现、早治疗。帮助公众提升健康素质，让每个人意识到自己是健康第一责任人，是我们作为医务人员的责任与义务，我们将持续推进健康科普工作，为公众健康保驾护航。

叶辉

2023年11月

专家简介：

　　叶辉，教授，主任医师，硕士研究生导师，华西医科大学外科学（肝胆外科）博士；美国纽约州立大学外科博士后。四川大学华西天府医院肝胆胰血管外科主任。中国医师协会外科医师分会胆道外科医师委员会委员、ERAS专业委员会委员，四川省卫生健康委员会学术技术带头人，四川省医师协会日间手术专业委员会主任委员。具有30多年的普外科临床工作经验，主要研究领域为肝胆胰疾病，擅长微创外科（腹腔镜手术）。

序言三

随着社会的不断进步，公众生活水平逐渐提升，他们对健康的要求也在提高，对医学知识的需求也越来越迫切。医学科普的重要性超乎了我们的想象。医学科普是一件有难度、有挑战的工作，如何将深奥的医学知识用深入浅出、通俗易懂的语言告诉公众，让公众在轻松、易懂的文字中获取医学知识、提高健康素养，是新时代医务工作者应该思考的问题。

近年来，随着我国经济的迅速发展，公众的生活方式日益多样，肝胆胰脾疾病谱也随之发生了巨大的变化，肝胆胰脾疾病的发病率呈现逐年增高趋势，外科手术依然是治疗肝胆胰脾疾病的主要手段。随着现代医学科学的进步，加速康复外科理念与微创手术观念相结合，推动了肝胆胰脾专业领域快速发展。在此背景下，《华西专家告诉你：肝胆胰脾疾病的健康科普知识》应运而生，本书用通俗易懂的语言向公众普及医学知识，让公众在轻松、易懂的文字中获取医学知识、提高健康素养。

撰写这样一本医学科普书，为公众普及肝胆胰脾疾病知识，提高他们对疾病的认识，既是传播防病治病理念的需要，也是身为一名医务工作者的责任。希望这本书能成为公众了解疾病的"工具书"，为全民健康做出积极贡献！

陈克霏

2023年11月

专家简介：

陈克霏，医学博士，华西医院再生医学研究中心博士后，四川大学华西医院肝脏外科主任医师，四川大学华西天府医院肝胆胰血管外科副主任，路易斯维尔大学访问学者，中华医学会器官移植学分会器官获取与评估学组委员、器官捐献学组委员，中国医疗保健国际交流促进会肝脏移植分会委员，四川省医学会包虫病专业委员会委员，中国援莫桑比克医疗专家。主要从事乙肝后肝硬化及肝癌的基础与临床研究及肝移植工作十余年，在肝移植供肝质量评估及乙肝防治方面颇有心得。

前　言

　　随着社会的发展，医学技术的进步，医院仪器设备的更新，20世纪50年代以来，肝胆胰脾外科的发展令人瞩目。进入21世纪，随着加速康复外科理念和微创外科观念的发展，我国肝胆胰脾外科技术取得了显著的成效，其适应证越来越广泛。随着科技的不断进步，医疗设备也不断进行技术创新和升级，目前肝胆胰脾外科手术已无部位障碍，只要患者具有手术指征，能耐受手术，任何部位的肿瘤或包块基本都能被切除。我国肝胆胰脾疾病患者众多，疾病影响着患者的生活质量，甚至危及患者生命，面对外科手术，无论是微创技术还是开腹切除术，都让无数患者在身心上承受着巨大的压力。虽然随着公众知识水平的提升，患者自我重视程度越来越高，但在面对专科疾病相关知识时还存在很多困惑，担心术后护理、出院饮食和康复训练等，这些无疑加重了每个家庭的心理负担。为满足患者日益增长的健康需求，我们团队不断深入人文护理，全程照护，加强围手术期的健康科普，帮助患者更好地了解自己的疾病，提高自我照护能力，以减少患者及家属的心理压力，促进患者早日康复。

　　目前，由于我国在肝胆胰脾疾病预防和治疗知识的普及率相对较低，大多数患者对疾病的诊治、手术后如何快速康复以及出院后如何自我照护等知识了解甚少。伴随着手术患者日益增多，如何做好健康照护工作对保障患者安全，促进患者早日康复具有十分重要的意义。为了帮助更多的患者及家庭了解疾病健康知识，促进快速康复，避免并发症，提高全民健康水平，我们团队特编写了本书，以图文并茂的形式，用通俗易懂的语言，形象生动地将相关知识展示给各位读者，让读者由浅入深地了解疾病，并帮助更多患者快速高效地掌握照护重点，减轻患者痛苦，提高患者生活质量，促进患者早日康复，早日回归社会，为助力健康中国计划奋力谱写普外人的新篇章。

谢泽荣

2023年11月

目 录

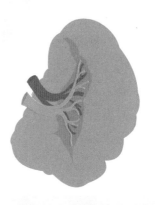

第一章

肝脏疾病健康科普知识

···• 第一节 肝囊肿 •···

一、什么是肝囊肿呢？

肝囊肿是一种常见的良性肝疾病，其中以先天性囊肿最为常见。本病一般根据囊肿数目分类，可分为单发性和多发性两种。

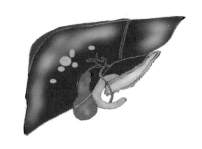

囊肿一般呈圆形或椭圆形，可能有分隔。囊壁较薄，囊液多呈清亮无色或者淡黄色，合并出血时则呈咖啡色。囊肿大小悬殊，直径从几毫米到几十厘米不等。

二、为什么会发生肝囊肿呢？

1.先天性肝囊肿，是最多见的，由良性胚胎发育障碍引起，多与胚胎时期肝内胆管和淋巴管发育异常障碍有关，由不与胆道系统相连的胆管形成。

2.炎症性肝囊肿，主要是由于肝内胆管的炎症或结石导致胆管狭窄而形成的潴留性囊肿。

3.创伤性肝囊肿，是肝脏外伤后形成的血肿，或者由组织坏死液形成的囊肿，实际上不是真正的囊肿。

4.肿瘤性囊肿和寄生虫性囊肿，与肿瘤、寄生虫感染有关系。

三、发生肝囊肿，你会有哪些表现呢？

1.由于肝囊肿生长缓慢，前期患者多无症状，一般在 B 超、CT 等检查或其他腹部手术探查时发现。

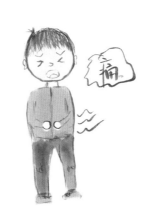

2.当囊肿增大至一定程度时可对周围脏器产生压迫，引起腹胀、恶心、呕吐等非特异性症状。

3.在合并感染时可出现发热、畏寒、腹痛等肝脓肿类似症状。

四、肝囊肿需要做哪些检查呢？

一般选用腹部 B 超、CT 检查，如有需要可进行腹部增强 CT 检查。

五、该怎么去治疗肝囊肿呢？

（一）非手术治疗

对于直径<5 cm，没有症状的肝囊肿，不需要处理，只需要定期进行B超或CT复查。

（二）手术治疗

手术治疗包括肝囊肿开窗引流术、切除术。腹腔镜手术是目前标准的手术方式，指南推荐单纯性肝囊肿行腹腔镜开窗术。

六、你能做什么？

1.保持良好的生活习惯及心情舒畅，工作与运动时要注意休息，要劳逸结合；日常生活中注意避免剧烈运动，避免磕碰、撞击肝囊肿部位。

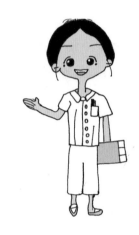

2.加强饮食卫生，养成良好的饮食习惯，补充优质蛋白，常吃鸡蛋、鱼肉、豆制品等；避免过冷、过热、辛辣刺激性食物，浓茶、咖啡等饮料也应尽量避免，还应忌酒。

3.切忌乱用药，如抗生素、镇痛药、避孕药、降脂药。

4.预防寄生虫感染。

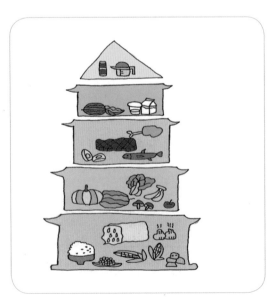

（荣雪慧）

···· 第二节　肝脓肿 ····

一、什么是肝脓肿呢?

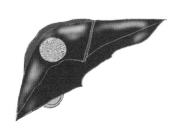

肝脓肿是病原体侵入肝脏后使肝脏发生炎症反应而在肝脏内形成的脓肿,是消化系统常见的疾病。根据感染的病原体不同,通常将其分为细菌性肝脓肿(最常见)、阿米巴肝脓肿、结核性肝脓肿、真菌性肝脓肿等。

二、为什么会发生肝脓肿呢?

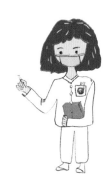

1.细菌性肝脓肿,是肝内常见感染性疾病,系由化脓性细菌引起的肝内炎症性病变。胆道疾病是导致细菌性肝脓肿最常见的原因,胆道结石、胆道蛔虫、胆道肿瘤等阻塞胆管后可继发细菌感染,致病菌可经胆管进入肝脏导致细菌性肝脓肿。腹腔内的感染如急性阑尾炎、憩室炎的致病菌可经门静脉途径进入肝脏引起肝脓肿。身体其他部位的感染的致病菌可随血液经肝动脉进入肝脏引起肝脓肿。邻近肝脏的感染性疾病的致病菌可直接侵及肝脏或经淋巴途径进入肝脏引起肝脓肿。致病菌以大肠埃希菌、肺炎克雷伯菌常见。

2.阿米巴肝脓肿,多继发于阿米巴痢疾后,起病缓慢,可有高热或不规则发热、盗汗。大多数脓液为棕褐色液体,无臭味。镜检可找到阿米巴滋养体，血清学检查阿米巴抗体阳性，粪便中可找到阿米巴滋养体或包囊。

三、发生肝脓肿，你会有哪些表现呢？

肝脓肿表现为寒战、高热、右上腹痛，伴食欲减退、恶心、呕吐，还可有咳嗽、气促、胸痛等症状，查体可见肝脏肿大、压痛、叩痛，少数人有黄疸。

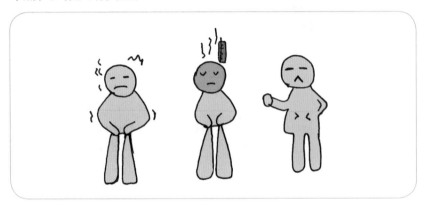

四、肝脓肿需要做哪些检查呢？

1.影像学检查，如肝脏超声、CT、MRI检查。

2.囊肿穿刺化验。

3.血常规检查，如白细胞计数及中性粒细胞、淋巴细胞比例是否正常。

4.肝功能检查，部分患者可能会出现肝功能各项指标异常，包括氨基转移酶、胆红素等。

五、该怎么去治疗肝脓肿呢？

肝脓肿需早诊断，在治疗肝脏病灶的同时，要针对病因积极治疗。治疗方法主要包括药物治疗、穿刺引流、介入治疗以及手术治疗，抗生素联合介入治疗已成为肝脓肿的主要治疗手段。

六、你能做什么？

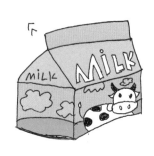

1.高热时，遵医嘱给予物理降温和药物降温，寒战时注意保暖。

2.宜进食清淡、易消化的高热量、高蛋白、高维生素的饮食。

3.卧床休息，保持舒适的卧位。不可剧烈活动，可适当在床上或床边活动，做好四肢的功能训练。避免增加腹压的动作，如咳嗽、排便；不可用力过猛，保护好肝区；避免碰撞，防止脓肿破溃导致并发症发生。

4.术后保持肝脓肿引流管通畅，准确记录引流液的颜色、性状与量，每周更换引流袋，注意保持引流管周围清洁干燥。

5.保持口腔与皮肤清洁，做好口腔及皮肤护理。

6.避免因瘙痒而抓伤皮肤。

7.监测体重变化。

8.阿米巴肝脓肿患者饮食用具及排泄物注意消毒。

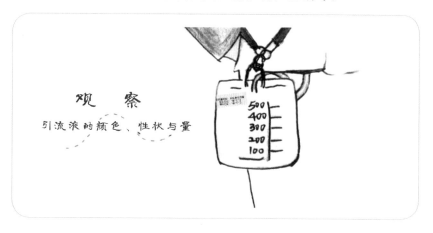

观 察
引流液的颜色、性状与量

（黎思浓）

···· 第三节　肝包虫病 ····

一、什么是肝包虫病呢?

肝包虫病又称肝棘球蚴病,是牧区较常见的一种寄生虫感染性疾病。

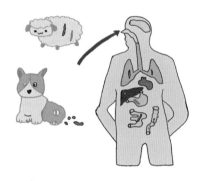

二、为什么会发生肝包虫病呢?

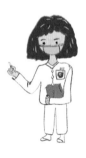

肝包虫病是由人接触了带有病原体的畜类后误食其虫卵引起的,在我国主要经粪—口途径传播。

三、发生肝包虫病,你会有哪些表现呢?

1.腹部胀痛。

2.恶心、呕吐、嗳气。

3.黄疸、脾大、腹水。

4.当包虫病灶向上压迫膈肌时可出现呼吸困难。

四、肝包虫病需要做哪些检查呢？

（一）影像学检查

如腹部X线、B超、CT、MRI检查。

（二）实验室检查

如血常规、肝功能、免疫学检查。

五、该怎么去治疗肝包虫病呢？

肝包虫病主要采用手术治疗。

适应证：药物治疗不明显者、有明显占位者。

禁忌证：手术无法彻底切除病变者；就诊机构不能完成手术者；患者身体不能耐受手术者。

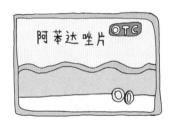

术后应进行辅助用药，主要的辅助药物是阿苯达唑，该药物副作用较大，因此，服药期间要严格监测患者肝功能和血常规的变化，必要时可周期性服用，一般药物巩固时间为一年甚至更长时间。

六、你能做什么？

1. 要注意保持体力，注意休息，适当运动。

2. 术后尽早进食，以利于提高免疫力，可以吃一些易消化的食物，适当吃一些精瘦肉和含维生素多的果汁、蔬菜等，逐渐增加食物的量和种类。

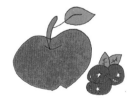

3. 保持良好的心态，定期服药，定期复查。

4. 注意生活习惯，讲究卫生，勤洗手。

5. 注意食品卫生，不吃生食，不饮用污染水源，饭前洗手，生、熟菜板应分开使用。

6. 避免和不洁动物密切接触，定期驱虫。

7. 正确处理动物内脏，可选择深埋或焚烧等。

8. 肝包虫病术后易复发，复发率在4%~12%，一旦复发，预后较差。手术方式、病变的切除程度、再次感染等原因都是导致肝包虫病复发的因素，复发后仍需通过手术来治疗。因此，术后患者要定期到医院随访，一般建议每半个月查一次血常规、肝功能等。术后服药满一年，影像学检查后发现原来的病灶已经消失，且没有新病灶发生，即可判断为临床治愈状态。

（黄敏）

•••• 第四节　肝血管瘤 ••••

一、什么是肝血管瘤呢？

肝血管瘤是最常见的肝良性肿瘤，通常被认为是在胚胎发育过程中血管过度发育或分化异常导致的血管畸形，常在B超检查或在腹部手术中发现。

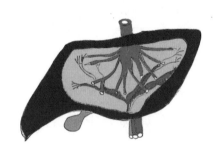

二、为什么会发生肝血管瘤呢？

1. 血管瘤的病因学尚不清楚，肝血管瘤通常被认为系在胚胎发

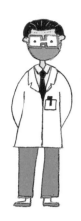

育过程中血管过度发育或分化异常导致的血管畸形，多考虑是静脉血管病变，呈继发扩张，而不是肥大或增生的生长模式。

2.大多数研究人员认为，血管瘤是良性的、先天性的错构瘤。

3.有研究表明，性激素可以促使血管内皮细胞增生、移行乃至形成毛细血管样结构，如怀孕和口服避孕药可使体内雌激素、孕激素水平升高，导致血管瘤生长，这可能与女性发病相关。

三、发生肝血管瘤，你会有哪些表现呢？

小的肝血管瘤多无明显不适症状。当肝血管瘤增至5 cm以上时，可出现下列症状：

1.腹部包块。有囊性感，无压痛，表面光滑或不光滑，在包块部位听诊时偶可听到传导性血管杂音。

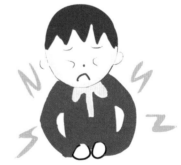

2.压迫症状。当瘤体巨大时可压迫周围组织和器官产生腹胀、腹痛等症状，主要表现为右季肋区不适或胀痛；左肝压迫胃肠道可引起早饱、恶心、呕吐等；极少数压迫胆道出现梗阻性黄疸；压迫肝静脉和（或）下腔静脉可致布—加综合征。

3.肝血管瘤破裂出血。可出现上腹部剧痛以及出血和休克症状。

4.卡梅综合征。巨大血管瘤合并有血小板减少及全身紫癜等特点，以及血小板减少、大量凝血因子消耗引起凝血异常时，可进一步发展为弥散性血管内凝血（DIC）。

四、肝血管瘤需要做哪些检查呢？

常选用超声检查（首选影像学检查）、CT检查、MRI检查、数字减影血管造影（DSA）检查。无症状者应结合2～3种影像学检查综合判定。如不能确诊，可考虑影像引导、腹腔镜下活组织检查（简称活检）或手术切除病变组织行活检加以确诊。

五、该怎么去治疗肝血管瘤呢？

1.手术切除。
2.局部消融术。
3.肝动脉介入栓塞术。
4.药物治疗。

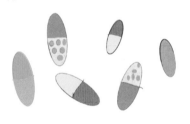

六、你能做什么？

1.生活规律，保持充足睡眠。

2.多食用营养价值高、易消化吸收的食物，清淡饮食，尽量避免生冷、辛辣刺激性食物。

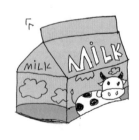

3.尽量避免较重的体力活及会对身体造成撞击的活动。

4.遵医嘱按时服药、定期进行检查，若有不适及时就诊。

（胡梦颜）

···· 第五节　门静脉高压症 ····

一、什么是门静脉高压症呢？

门静脉是由肠系膜上静脉（80%）+脾静脉（20%）组成，门静脉压力为13～24 cm H_2O*。

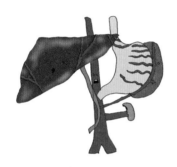

门静脉高压症是指门静脉循环受阻或门静脉血流过多引起门静脉及其分支压力增高（持续超过24 cmH_2O），继而导致脾肿大伴脾功能亢进、食管胃底静脉曲张和呕血、腹水等一系列临床表现的疾病。

二、为什么会发生门静脉高压症呢？

1.肝炎后肝硬化。由于肝炎等原因使得肝内细胞变异增多，挤压肝血窦使其变窄，阻碍了门静脉的血液流通，使门静脉压力升高。

2.血吸虫病。在门静脉内发育成熟，产卵形成的虫卵栓子，顺着门静脉血流抵达肝小叶间汇管区的门静脉小分支，引起这些小分支栓塞，造成内膜炎和其周围的纤维化，以致门静脉的血流受阻，门静脉压力增高。

3.酒精性肝硬化。酒精性肝硬化病理表现为广泛的肝细胞坏

---

* 1 cmH_2O ≈ 0.1 kPa。

死、残存肝细胞结节性再生、结缔组织增生与纤维隔形成，导致肝小叶结构破坏和假小叶形成，肝脏逐渐变形、变硬而发展为肝硬化。

4.右心衰、原发性血流量增加、原发性血流阻力增高等可诱发门静脉高压。

三、发生门静脉高压症，你会有哪些表现呢？

1.血细胞及血小板减少，贫血，黏膜及皮下出血，呕血或黑便（门静脉高压症最危险的并发症）。

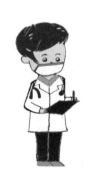

2.腹水，门静脉高压使毛细血管床的滤过压增加，同时肝硬化引起低蛋白血症，形成腹水。

3.脾肿大、脾功能亢进。

4.静脉交通支扩张，如食管胃底静脉曲张、腹壁静脉曲张，以食管胃底静脉曲张受影响最早、最显著。

5.非特异性全身症状，如消化吸收功能障碍或营养不良，鼻与牙龈出血等全身出血倾向等。

6.黄疸。

如有黄疸、腹水、腹壁静脉曲张说明门静脉高压症严重。

四、门静脉高压症需要做哪些检查呢？

（一）实验室检查

可结合病史和临床表现进行血常规、肝功能检查等。

（二）影像学检查

B超、CT、MRI检查，内镜检查，经皮肝穿刺门静脉造影，食管X线钡餐检查。

五、该怎么去治疗门静脉高压症呢？

（一）手术治疗

1.选择性分流术。较为常用，术后能够使食管、胃、脾的血液迅速得到分流减压，也能保证血流注入肝脏。

2.非选择性分流术。术后能够使门静脉的血液全部流入全身各处，不再注入肝脏。适用于曲张静脉破裂大出血时的紧急分流或患者腹水较为严重时。

3.断流手术。手术阻断门—奇静脉间的反常血流，同时切除脾，以达到止血的目的。断流手术的方式也很多，有食管下端横断术、胃底横断术、食管下端胃底切除术以及贲门周围血管离断术等。

（二）非手术治疗

1.药物治疗。①血管升加压素，能促使内脏小动脉收缩，血流量减少，从而减少门静脉的血流量，短暂地降低门静脉压力；②生长抑素，能选择性地减少内脏血流量，尤其是门静脉系统的血流量，从而降低门静脉压力，有效地控制食管胃底静脉曲张破裂大出血；③β受体阻滞剂，主要应用普萘洛尔，能够帮助减少流入门静脉的并减轻门静脉的压力，从而降低出血风险。

2.三腔二囊管压迫止血。

3.内镜治疗。采用双极电凝、微波、激光、注射硬化剂和套扎等方法止血。

六、你能做什么？

1.进食高热量、含丰富维生素的饮食，肝功能损害较轻者，可酌情摄取优质蛋白饮食（50～70 g/d）。肝功能严重受损及分流术后患者，限制蛋白质摄入（少于20 g/d），有腹水的患者限制水、钠的摄入。

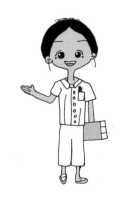

2.饮食要有规律，少量多餐；戒烟、酒。

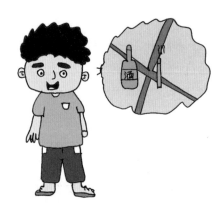

3.避免食用粗糙、坚硬、多刺、油炸和辛辣刺激性食物，以免损伤食管黏膜，诱发再出血。

4.避免劳累和过度活动，保证充分休息。一旦出现头晕、心悸、出汗等症状，应卧床休息。

5.保持心情舒畅，避免情绪激动诱发出血。养成良好卫生习惯，用软毛牙刷刷牙，避免牙龈出血，防止外伤。

6.遵医嘱服用保肝药物，定期复查肝功能。

（肖梦萍）

···· 第六节　肝破裂 ····

一、什么是肝破裂呢？

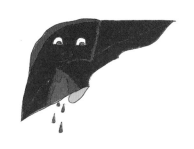

　　肝破裂在腹部损伤中占15%～20%，是腹部损伤中出血最汹涌、死亡率最高的急腹症。肝位于右侧膈下和季肋深面，受胸廓和膈肌保护，一般不易损伤，但由于肝质地脆弱，血管丰富，而且被周围的韧带固定，因而容易受到外来暴力或锐器刺伤而引起破裂出血。在肝脏因病变而肿大时，受外力作用更易受伤。

二、为什么会发生肝破裂呢？

　　肝破裂的发病原因，常见以下几种：

　　1.自发性破裂，多见于肝肿瘤患者，肝肿瘤的生长不受人体正常调控，可能在1～2个月快速生长。在肝肿瘤体积增大的同时，细胞可能出现坏死、出血，因此肝肿瘤内部张力较高，如果张力达到一定程度，肝肿瘤可出现破裂，其中的肿瘤细胞可以播散到腹腔，属于较常见的自发性破裂

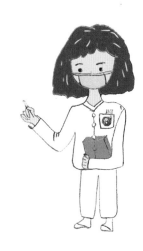

原因。

2.外伤性因素，可分为钝性闭合伤和锐性穿透伤，前者包括打击伤、砸伤、踢伤、撞伤、摔伤、坠落伤、碾压伤等，后者包括刀刺伤、枪弹伤、利器戳伤等。

三、发生肝破裂，你会有哪些表现呢？

肝破裂的临床表现主要包括腹膜刺激征、腹部疼痛、失血性休克、腹胀等。

四、肝破裂需要做哪些检查呢？

（一）腹腔穿刺

腹腔穿刺对诊断腹腔内脏器破裂，尤其是对实质性器官裂伤的价值很大。腹腔穿刺抽出不凝固血液提示有内脏损伤。注意：如出血量少时可能有假阴性结果，故一次穿刺阴性不能排除内脏损伤，必要时需反复多次穿刺。

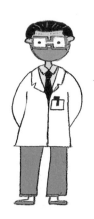

（二）实验室检查

定时测定红细胞、血红蛋白的动态变化。

（三）影像学检查

1.CT检查，对大多数钝性闭合伤能准确发现损伤部位、范围及程度，必要时行腹部增强CT，其对选择治疗方式具有重要指导意义。

2.B超检查，用于检查腹腔出血且对肝包膜下血肿和肝内血肿的诊断有重要意义。

3.X线检查，X线摄片或透视可见肝脏阴影扩大和膈肌抬高，如发现膈下游离气体，常提示合并空腔脏器损伤。

五、该怎么去治疗肝破裂呢？

一般分为非手术治疗和手术治疗两种方案。

（一）非手术治疗

指征如下：①闭合性损伤，生命体征平稳，血红蛋白无明显下降者；②腹痛、腹胀较轻，无明显腹膜刺激征者；③B超、CT或MRI检查评估肝损伤属于Ⅰ～Ⅱ级，同时无腹腔内其他脏器合并伤者；④肝损伤已好转或处于稳定期。

（二）手术治疗

快速止血，积极保肝，通畅引流，减少并发症。

六、你能做什么？

1.保持排便通畅，避免剧烈咳嗽，避免增加腹部压力。

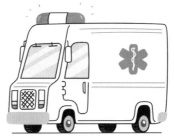

2.注意保暖，预防感冒；坚持锻炼身体，提高免疫力。

3.定期复查血常规，若有腹痛、腹胀、肛门停止排便等不适请及时就诊。

（杨悦）

···· 第七节　肝性脑病 ····

一、什么是肝性脑病呢？

肝性脑病又称肝性昏迷，是指严重肝病引起的以代谢紊乱为基础的中枢神经系统功能失调的综合征，其主要临床表现是意识障碍、行为失常和昏迷。有急性与慢性之分。

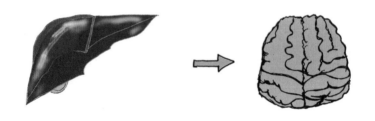

二、为什么会发生肝性脑病呢？

1.肝功能不全或者门体静脉分流异常可导致代谢紊乱，如血氨、假性神经递质、色氨酸等含量变化，随着时间推移，血液中的这些物质可能会进入大脑，并逐渐积聚，影响患者的精神状态，导致行为异常。

2.肝脏疾病。各种原因引起急性肝衰竭及肝硬化是肝性脑病的主要原因。目前，我国引起肝衰竭及肝硬化的主要病因仍然是肝炎病毒，其中乙肝病毒占比较高，其次是药物或肝毒性物质。

3.其他因素。尿素循环的关键酶异常或其他任何原因导致的血氨升高，如先天性尿素循环障碍，可诱发肝性脑病。

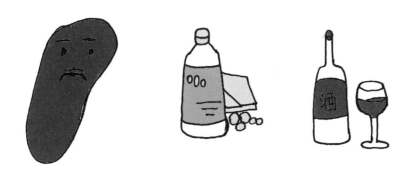

三、发生肝性脑病，你会有哪些表现呢？

0期（潜伏期）：无行为、性格的异常，无神经系统病理征，脑电图正常，只在心理测试或智力测试时有轻微异常。

1期（前驱期）：轻度性格改变和精神异常，如焦虑、欣快激动、淡漠、睡眠倒错、健忘，可有扑翼样震颤。脑电图多数正常。此期临床表现不明显，易被忽略。

2期（昏迷前期）：嗜睡、行为异常（如衣冠不整或随地大小便）、言语不清、书写障碍及定向力障碍。有腱反射亢进、肌张力增高、踝阵及巴宾斯基征（Babinski征）阳性等神经体征，有扑翼样震颤。脑电图有特征性异常。

3期（昏睡期）：昏睡，但可唤醒；醒时尚能应答，常有神志不清或幻觉，各种神经体征持续或加重，有扑翼样震颤，肌张力高，腱反射亢进，锥体束征常阳性。脑电图有异常波形。

4期（昏迷期）：昏迷，不能唤醒，患者不能合作而无法引出扑翼样震颤。浅昏迷时，腱反射和肌张力仍亢进；深昏迷时，各种反射消失，肌张力降低。脑电图明显异常。

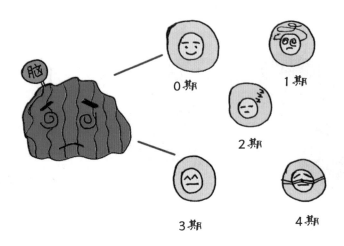

四、肝性脑病需要做哪些检查呢？

1.血氨测定。测定血氨含量以确定是否存在氨中毒，有助于肝性脑病的诊断。

2肝功能检查。检测肝功能有助于判断肝的代谢解毒能力，以及肝性脑病是否由肝硬化等原发肝病引起。

3.肾功能和血常规检查。当怀疑有肝性脑病时，需要常规行肾功能和血常规检查。

4.头颅CT及MRI检查。主要用于排除脑血管意外、颅内肿瘤等疾病。

5.腹部 CT 或 MRI 检查。有助于肝硬化及门体静脉分流的诊断。

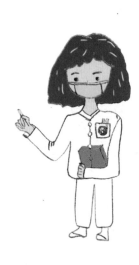

6.神经心理学测试。神经心理学测试是临床筛查及早期诊断轻微肝性脑病及1期肝性脑病最简便的方法，包括传统纸笔神经心理学测试、可重复性成套神经心理状态测验等。

7.神经生理学检查。严重肝性脑病患者通过脑电图检查可检测出典型的脑电图改变，轻微肝性脑病患者诱发电位检测可出现潜伏期延长。

五、该怎么去治疗肝性脑病呢？

（一）手术治疗

1.肝移植。治疗效果不理想、反复发作的难治性肝性脑病伴有肝衰竭的患者，可进行肝移植。

2.人工肝治疗。肝衰竭合并肝性脑病的患者，可采用一些可改善肝性脑病的人工肝模式治疗，包括血液灌流、血液滤过、血浆滤过透析、分子吸附再循环系统、双重血浆分子吸附系统等。

（二）药物治疗

通过药物治疗可以酸化肠道，减少氨的吸收。常见的药物不良反应有胃肠胀气、腹部胀痛和痉挛，易发生于服药初期。常用以下几种药物：

1.α晶型利福昔明，可抑制肠道细菌过度繁殖，减少产氨细菌的数量，有效治疗肝性脑病。

2.L-鸟氨酸、L-门冬氨酸，可降低血氨，可作为替代治疗或用于常规治疗无反应的患者，可能出现轻、中度的消化道反应。

3.新霉素，仅能在肠道内少量吸收，吸收不良综合征者长期或大剂量应用时，会使肠道发生细菌叠加感染或真菌感染。因此，新霉素只能用于2～4期肝性脑病患者，疗程最好不要超过1周，

与乳果糖合用或续用乳果糖，可提高
疗效。

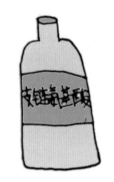

4.微生态制剂，包括益生菌、益
生元和合生元等，可以促进宿主肠
道内有益菌群的生长，并抑制有害
菌群的生长。

5.支链氨基酸，可纠正氨基酸代谢
不平衡，用于急性、亚急性、慢性重
症肝炎以及肝硬化、慢性活动性肝炎
等，可引起恶心、呕吐等不良反应。

六、你能做什么？

1.应合理控制总热量，补充所需的各种维生素，合理分配营养
物质，合理分配餐次，避免高蛋白、高热量饮食。

2.一定要有良好的休息环境，保证良好的睡眠质量。在生活护
理中注意卫生情况，预防感染发生。

3.遵医嘱服用药物，避免肝脏额外负担。

（韦娜）

···· 第八节　肝癌 ····

一、什么是肝癌呢？

肝癌即肝恶性肿瘤，可分为原发性和继发性两大类。

原发性肝癌是肝细胞或肝内胆管上皮细胞发生的恶性肿瘤，包
括肝细胞癌（HCC）、肝内胆管癌（ICC）和HCC-ICC混合型，其

中HCC占85%～90%。

继发性肝癌是由其他脏器的肿瘤细胞经血液、淋巴或直接侵袭到肝脏所致。

二、为什么会发生肝癌呢？

1.病毒性肝炎。乙肝病毒感染是我国肝癌患者最主要的病因，原发性肝癌中54%可能为乙肝病毒感染，31%为丙肝病毒感染，15%为其他原因。

2.肝炎与肝硬化。肝炎会增加原发性肝癌发病风险，约20.5%的肝硬化患者会发展为肝癌。

3.精神因素。抑郁、经常生闷气等都会增加肝癌发生的风险。研究显示，抑郁可能增加肝癌发生、发展与复发的风险，这可能与糖皮质激素和细胞因子水平相关。

4.家族史。肝癌家族史会增加原发性肝癌发病风险。

5.黄曲霉毒素。霉变食物中的黄曲霉毒素B_1是肝癌的主要致病因素。

6.过量饮酒。过量及每日持续低剂量饮酒均会增加肝癌发病的风险。

7.吸烟。肝癌与吸烟存在显著剂量反应关系，随着吸烟量的增加，肝癌发病的风险增加。

8.饮用不洁水。某些环境水可能被具有肝脏毒性的藻类毒素污染，导致肝癌发生风险增加。

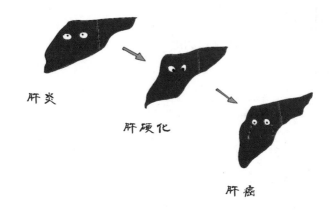

肝炎

肝硬化

肝癌

三、发生肝癌,你会有哪些表现呢?

1.肝区疼痛,患者有肝区隐痛,呈持续性钝痛与胀痛。

2. 消化道症状,如食欲减退、恶心、呕吐、腹水、腹胀、腹泻。

3.全身症状,如乏力、进行性消瘦、发热、出血、贫血、黄疸、水肿、恶病质。

4.转移灶症状,如肺、骨、脑转移,可出现相应症状。

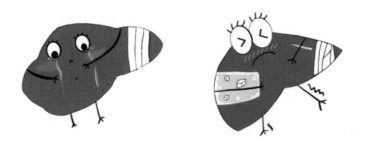

四、肝癌需要做哪些检查呢?

(一)病理检查

病理检查是目前诊断肝癌的金标准。

（二）影像学检查

如彩色多普勒超声检查（简称彩超）、超声造影、CT检查、MRI检查。

（三）实验室检查

检查甲胎蛋白及异常凝血酶原是目前诊断原发性肝癌最常用的方法。

五、该怎样去治疗肝癌呢?

（一）手术治疗

肝切除术（首选）、肝癌根治术、肝移植。

（二）非手术治疗

射频消融术（RFA）、肝动脉插管化疗栓塞术（TACE）、放射治疗、生物与免疫治疗、中医中药治疗、靶向药物治疗。

六、你能做什么?

1.合理搭配饮食，多食易消化、低脂肪、低蛋白、富含维生素的食物，避免坚硬、辛辣刺激性食物。多摄入瘦肉、鱼、蛋白等，食物多样化，粗细粮搭配，荤素兼顾，少食多餐。

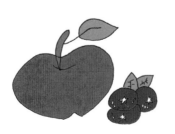
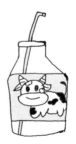

2.按医嘱定时服药，定期复查血药浓度、肝功能指标。

3.妥善固定引流管，保持引流管通畅；观察引流液颜色、量、性状，有异常及时就诊。

4.保持大便通畅，防止血氨升高；运用呼吸训练器锻炼肺功能，预防肺不张；戒烟戒酒，规律休息，避免熬夜，适量运动，劳逸结合，保持心情愉快。

5.出院后1个月、3个月、半年、1年定期回院复查，若有不适症状，及时就诊，科室将定期随访。

（何培葶）

知识拓展：肝移植

● 什么是肝移植呢？ ●

肝移植是指对于终末期肝病患者，通过手术植入一个健康的肝脏，使患者肝功能得到良好恢复的一种外科治疗手段。

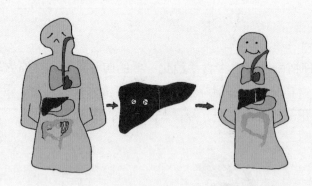

● 肝移植前需要做哪些准备？ ●

1.生理准备。移植前，医护人员会协助患者完成各项术前常规检查，了解心、肺、肝、肾、脑、凝血功能及营养等情况，并针对存在的问题进行相应处理。

2.心理准备。保持乐观向上的良好心态，避免期望值过高、焦虑、抑郁等不良心理。可通过深呼吸、分散注意力、加强与人沟通交流等方法缓解紧张、恐惧等心理状态。

3.经济准备。住院期间的费用、出院后随访及终身服药的费用，对于每个个体而言不尽相同。影响它的因素包括术前受者的疾病状况、身体状况、术中情况及术后并发症情况等，每个个体在这些方面都存在差异，因此，在术前了解其可能的费用，并做好相应准备，对患者及家属是非常重要的。

● 肝移植后健康教育有哪些? ●

◆病情自我观察

1.观察生命体征，如体温、脉搏、呼吸、血压，如有异常，及时告知医护人员，不可自行用药。

2.观察伤口情况，保持敷料清洁干燥，观察伤口有无红肿、渗出、疼痛等不适症状。

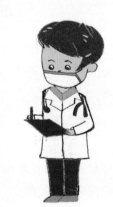

3.观察引流管情况，保持各引流管有效引流，并妥善固定，避免管道折叠、扭曲、受压、意外脱管等。如患者自觉异常，应及时告知医护人员。

◆饮食指导

注意饮食卫生，少食多餐，食用低盐低脂以及含有丰富蛋白质、维生素及纤维素的食物。避免食用葡萄和柚子，因为两者可影响细胞色素P450酶系，从而改变免疫抑制剂的浓度。

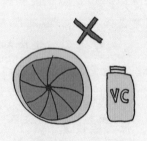

◆服药指导

因免疫抑制剂的特殊性，需严格按医嘱服药，切勿自行更改药物剂量或停药。应每日定时空腹（至少饭前1小时或饭后2小时）服药，如漏服、错服或服药后出现呕吐等，应请示医生，根据情况酌情补服。

●肝移植后，你能做什么？●

1.生活有规律，劳逸结合，根据自身情况循序渐进恢复活动及工作。

2.遵医嘱按时按量准确服药。

3.定期复查，复诊时准备好各类资料并测定肝肾功能情况及免疫抑制剂的血药浓度。

4.预防感染，做好自我清洁及

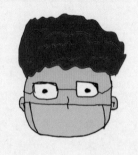

防护。如需外出,尽量佩戴口罩,避免到人群密集的场所,以防交叉感染。

5.防治并发症。排斥反应是肝移植后最重要的并发症之一,如出现不明原因低热、虚弱、疲劳、轻微的腹痛、深黄色或橙色尿、陶土色大便等需及时就诊。

6.应戒烟戒酒,减少日光过度照射。移植后半年,大部分患者性功能恢复正常,可适度进行性生活,由于免疫抑制剂影响口服避孕药效果,因此不要使用药物避孕。避免使用宫内节育器,以免增加感染风险。不接受任何减毒疫苗或活疫苗的预防接种。

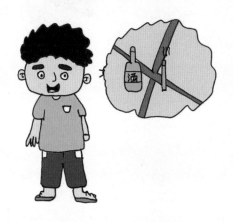

（黄敏）

···· 第九节 脂肪性肝病 ····

一、什么是脂肪性肝病呢？

脂肪性肝病是由各种原因，如遗传易感、环境因素和代谢应激引起的，以肝细胞脂肪变为基本病理特征的疾病。它可以分为酒精性肝病、非酒精性脂肪性肝病以及特殊类型脂肪肝，其中以非酒精性脂肪性肝病最常见。患病的人群主要是肥胖、代谢综合征、2型糖尿病以及长期过量饮酒者。

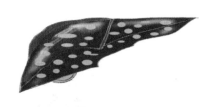

二、为什么会发生脂肪性肝病呢？

1.酒精性肝病

长期过量饮酒可导致慢性肝脏损伤，初期表现为酒精性脂肪肝，进而可发展为酒精性肝炎、肝纤维化和肝硬化。

2.非酒精性脂肪性肝病

由于遗传易感和营养过剩及其并发症（胰岛素抵抗、肥胖症、代谢综合征、2型糖尿病）导致的慢性肝损伤。

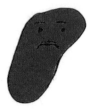

3.特殊类型脂肪肝

（1）主要指由某些药物（如他莫昔芬、甲氨蝶呤、糖皮质激素等）和环境毒素（如锑、钡、有机溶剂等）导致的脂肪肝。

（2）全胃肠外营养、炎症性肠病、营养不良，以及基因3型丙肝病毒感染、肝豆状核变性、自身免疫性肝炎、β脂蛋白缺乏血症、脂肪萎缩性糖尿病、Mauriac综合征、进行性肌营养不良等导致的脂肪肝。

（3）妊娠急性脂肪肝、Reye综合征（瑞氏综合征）、酒精性泡沫样肝脂肪变性。

三、发生脂肪性肝病，你会有哪些表现呢？

1.起病隐匿，发病缓慢，一般无症状。

2.少数患者有乏力、右上腹不适、睡眠障碍、便秘等症状。

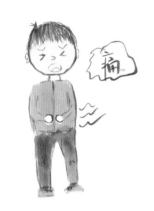

3. 部分患者有肝脏肿大，少数患者还可伴有脾脏肿大。

4.发展到肝硬化失代偿期时与其他原因所致的肝硬化症状相似。

5. 多数患者有肥胖症、高血压、痛风、2型糖尿病、动脉硬化性心脑血管疾病以及胆囊炎、胆结石。

四、脂肪性肝病需要做哪些检查呢？

肥胖、2型糖尿病、代谢综合征和长期过量饮酒者需定期去医院筛查脂肪肝。

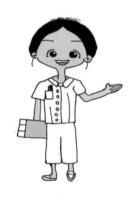

1.实验室检查，如血常规、血糖相关检查（包括空腹和餐后2小时血糖、糖化血红蛋白)、肝功能检查（包括门冬氨酸氨基转移酶、丙氨酸氨基转移酶、总胆红素和直接胆红素、白蛋白、球蛋白等）、肾功能检查（包括尿素氮、肌酐、尿酸等）、肝炎病毒感染相关指标（如乙肝病毒表面抗原、丙肝病毒抗体等）。

2.影像学检查，如B超、CT、MRI。

3.肝活检病理学检查。

五、该怎么去治疗脂肪性肝病呢？

（一）手术治疗

1.酒精性肝硬化患者需要积极防治并发症，在戒酒3～6个月可以考虑行肝移植。

2.重症酒精性肝炎并发慢加急性肝功能衰竭患者，在戒酒和内科保守治疗无效时需要及时考虑行肝移植。

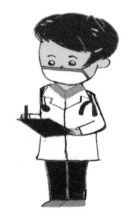

3.非酒精性脂肪性肝炎相关终末期肝病和肝细胞癌患者可以考虑行肝移植。

（二）非手术治疗

1.药物治疗，针对代谢紊乱的药物治疗（如奥利司他、血管紧张素Ⅱ受体拮抗剂、贝特类药物等）和针对肝脏损伤的药物治疗（多烯磷脂酰胆碱、水飞蓟素、双环醇、甘草酸制剂、维生素E等）。

2.中医治疗。

六、你能做什么？

1.合理膳食。每日三餐
膳食要调配合理，做到粗细
搭配、营养平衡，少吃过于
油腻的食物，控制脂肪的摄
入。在食物选择方面，首选
清淡新鲜的食物，避免刺激
性食物。保证充足的蛋白质
的摄入，足量的蛋白质能清
除肝内脂肪。

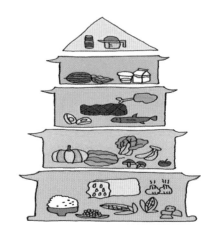

2.戒烟酒。在日常生活中
要禁酒戒烟。

3.适当运动。每天坚持体育锻炼，可视自己体质选择适宜的运
动项目，如慢跑、打乒乓球、羽毛球等运动。要从小运动量开始循
序渐进逐步达到适当的运动量，以加强体内脂肪的消耗。

4.慎用药物。任何药物进入体内都要经过肝脏解毒，在选用药
物时更要慎重，谨防药物的毒副作用，对肝脏有损害的药物绝对不
能用，避免进一步加重肝脏损害。

5.保持心情开朗，不暴怒，少气恼，注意劳逸结合。

（韩中姝）

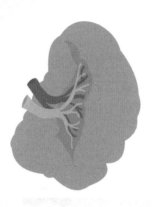

第二章

胆道疾病健康科普知识

···· 第一节　胆结石 ····

一、什么是胆结石呢？

胆结石是指发生在胆囊和胆管内的结石，是我国的常见病、多发病。胆囊结石的发病率高于胆管结石。胆囊结石主要为胆固醇结石或以胆固醇为主的胆色素结石。胆固醇结石多于胆色素结石。

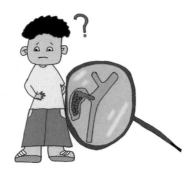

二、为什么会发生胆结石呢？

1.胆囊结石的成因与多种因素有关。一般认为胆囊结石与患者年龄、性别、饮食习惯、营养状况、地理环境、种族、自身胆道疾病等有关。此外，代谢因素，如肥胖、糖尿病、脂质代谢异常，基因和遗传因素，以及病毒、细菌和寄生虫

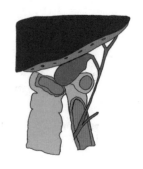

感染，均可导致胆囊结石的形成。

2.胆管结石根据病因不同，分为原发性和继发性胆管结石。在胆管内形成的结石称为原发性胆管结石，其形成与胆道感染、胆汁淤积、胆道蛔虫有密切关系，以胆色素结石或混合性结石为主。胆管内结石来自胆囊称为继发性胆管结石，以胆固醇结石多见。

三、发生胆结石，你会有哪些表现呢？

（一）胆囊结石的临床表现

1.胆绞痛。胆囊结石的典型症状为胆绞痛，典型的发作是在饱餐、进食油腻食物后或睡眠中体位改变时出现右上腹或上腹部的阵发性疼痛或持续性疼痛阵发性加剧，可向右肩胛部和背部放射，可伴有恶心、呕吐。

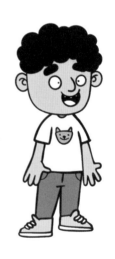

2.腹部不适。在进食过多、吃油腻食物、工作紧张或休息不好时感到上腹部或右上腹隐痛，或者有饱胀不适、嗳气、呃逆等，常被误诊为"胃病"。

3.黄疸。血中胆红素浓度升高使巩膜、皮肤、黏膜以及其他组织和体液发生黄染的现象。

4.米里齐综合征（Mirizzi综合征）。临床表现为胆管感染、梗阻性黄疸、胆绞痛发作。胆道影像学检查可见胆囊增大、肝总管扩张、胆总管正常。

（二）胆管结石的临床表现

1.常伴有非特异性消化道症状，如上腹部不适、呃逆、嗳气，当结石阻塞胆管并继发感染时可致典型的胆管炎症状——上腹痛、寒战、高热和黄疸，即为夏科氏三联征（Charcot三联征）。

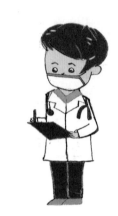

2.腹痛，位于剑突下或右上腹部，呈阵发性、刀割样绞痛，或持续性疼痛伴阵发性加剧。疼痛向右后肩部放射，伴有恶心、呕吐。

3.寒战、高热。剧烈腹痛后出现寒战、高热。体温可在39～40℃。

4.黄疸。结石堵塞胆管后，胆红素逆流入血而出现黄疸。

5.单纯性肝内胆管结石。可无症状或有肝区和患侧胸背部持续性胀痛。

四、胆结石需要做哪些检查呢？

（一）实验室检查

如血常规、术前凝血指标、血型、肝功能、肾功能。

（二）影像学检查

如B超、X线检查，必要时可行经皮肝穿刺胆道引流（PTCD）、内镜逆行胰胆管造影（ERCP）。

五、该怎么去治疗胆结石呢?

(一)胆囊结石的治疗

胆囊结石的治疗原则是手术切除病变的胆囊。

1.腹腔镜胆囊切除术,已是常规手术,具有损伤小、恢复快、疼痛轻、瘢痕不易发现等优点。

2.开腹胆囊切除术,对于病情复杂的病例,可做开腹胆囊切除术。

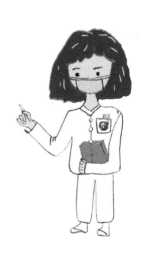

(二)胆管结石的治疗

1.胆总管切开取石术。切开胆总管取石+T形管引流,或经胆道镜取石。

2.胆肠吻合术。

3.综合治疗,如碎石、取石、溶石、引流相结合,中西医治疗相结合。

六、你能做什么?

1.术后恢复期注意休息,劳逸结合。

2.术后遵医嘱按时、按量服药。

3.带T形管出院的患者,尽量穿宽松柔软的衣服,避免引流管受压;避免提取重物或过度活动;避免牵扯管道。应观察并记录引流液的颜色、量、性状,如有异常或身体不适,应及时就医。

4.应注意少吃辛辣刺激性食物,避免饮碳酸饮料、饮酒等,因其可促进胃液分泌,会刺激胆囊收缩导致胆绞痛。

5.术后定期随访。

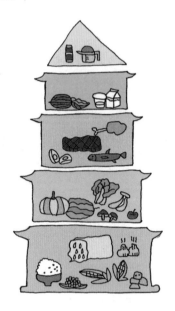

知识拓展

● 对胆囊结石治疗的思考——"保胆取石"还是"切除胆囊" ●

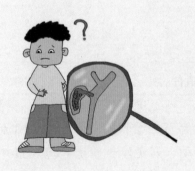

　　"保胆取石"仅仅是一种手术技术，既不能消除胆囊结石产生的病因，也不能阻断其形成机制，势必会导致术后胆囊结石复发。"保胆取石"相关指南和共识建议对术后患者采取随访措施，没有对结石复发原因进行详细阐述。文献报道其术后 3 年左右复发率为 5.1%～10.5%。"保胆取石"仅仅是取出了结石，并没有从源头上解决产生结石的根本原因，没有合理治疗胆囊急慢性炎症等病变，属于"治标不治本"。随着随访时间的延长，复发率必然增高。一旦复发，需再次手术，而"保胆取石"后，会因为腹腔粘连等因素，导致二次手术时间延长、术中出血增多，也可增加中转开腹手术概率。同一种疾病的二次治疗，会进一步增加患者的创伤。

（孙彬）

···· 第二节　胆囊息肉样病变 ····

一、什么是胆囊息肉样病变呢？

胆囊息肉样病变是泛指胆囊壁向腔内呈息肉状生长的所有非结石性病变总称。胆囊息肉样病变可分为良性或恶性病变，以非肿瘤性病变为多，一般认为直径在15 mm以上的胆囊息肉样病变恶性变可能性大。

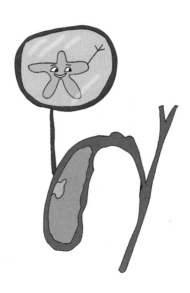

二、为什么会发生胆囊息肉样病变呢？

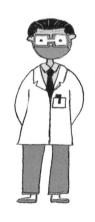

胆囊息肉样病变的病因尚不清楚，有研究表明可能由性别、乙肝病毒感染、代谢综合征、腹型肥胖、低密度脂蛋白低水平、胆囊壁增厚、糖尿病等多种因素共同作用所致，一般认为该病的发生与慢性炎症有密切关系，其中炎性息肉和胆囊腺肌症都是一种炎性反应性病变，胆固醇性息肉更是全身脂质代谢紊乱和胆囊局部炎症反应的结果，有人认为胆囊息肉与胆囊炎症和（或）胆结石有关。

三、发生胆囊息肉样病变，你会有哪些表现呢？

1.一般症状轻微，甚至无症状。

2.右上腹隐痛或上腹部不适，疼痛部位在右上腹或右季肋部，向右肩背放射，伴或不伴有恶心、呕吐、食欲减退等消化道症状。

3.引起黄疸、胆囊炎、胆道出血、胰腺炎等。

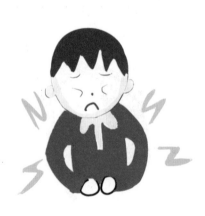

四、胆囊息肉样病变需要做哪些检查呢？

1.B超检查。

2.微血流成像。

3.对于较大的胆囊息肉样病变可以做三维超声成像、内镜超声（EUS）、CT仿真内镜及增强CT或MRI检查，有助于胆囊息肉样病变与胆囊腺瘤、胆囊癌的鉴别。

五、该怎么去治疗胆囊息肉样病变呢？

（一）非手术治疗

适用于没有症状而且多发的、直径小于1 cm的胆囊息肉。

（二）手术治疗

适用于以下几种情况：①合并有胆囊炎、胆囊结石并有明显临床症状者；②直径在1 cm以上、无临床症状、单发的息肉，特别是在检查中发现息肉有丰富的血流或胆囊颈部的息肉；③疑有恶性变者。

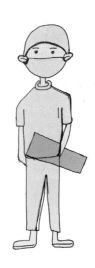

现在多用腹腔镜胆囊切除术，术中病理检查证实是有癌变并已侵犯到胆囊肌层或浆膜层者，理论上应做胆囊癌的淋巴结清扫或扩大切除。

六、你能做什么？

1.养成良好的生活习惯，一定要吃早餐，戒烟、酒，保持心情愉快，适当运动。

2.低胆固醇饮食，少吃或不吃动物内脏、蛋黄、肥肉等，忌辛辣刺激性食物，多吃蔬菜、水果、粗粮等。

3.未行手术者定期复查B超，了解息肉病变情况，术后患者遵医嘱定期复查并了解肝功能情况。

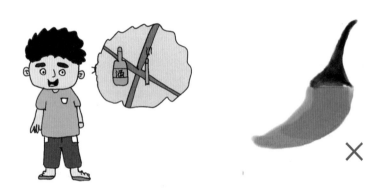

（胡梦颜）

•••• 第三节　胆道囊性扩张症 ••••

一、什么是胆道囊性扩张症呢？

胆道囊性扩张症经常发生于胆总管，因此常被称为先天性胆总管囊肿，多见于婴幼儿，仅约20%至成年时才发现。在亚洲女性中的发病率较高，男女比例为1∶（3～4），主要表现为胆总管囊状或梭形扩张，可反复发生胆道感染、胆道梗阻而导致胆道穿孔、胆

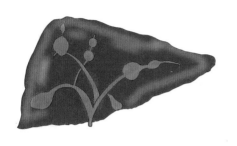

管炎、胰腺炎、癌变等并发症，确诊后需及时进行手术治疗。胆道囊性扩张症分为5型：①Ⅰ型，胆总管囊性扩张，临床最为常见，又分为三个亚型，即Ⅰa型（弥漫型）、Ⅰb型（局限型）、Ⅰc型（梭状扩张型）；②Ⅱ型，胆总管憩室样扩张；③Ⅲ，胆总管开口部囊性扩张；④Ⅳ型，肝内、外胆管扩张；⑤Ⅴ型，先天性肝内胆管扩张。

二、为什么会发生胆道囊性扩张症呢？

胆管先天发育不良及胆管末端狭窄或闭锁是本病的基本病因。

三、发生胆道囊性扩张症，你会有哪些表现呢？

黄疸、腹痛、上腹肿块、发热等。

四、胆道囊性扩张症需要做哪些检查呢？

由于胆道囊性扩张症并无特异和灵敏的血清学指标，目前多以影像学检查为主。

1.B超检查，是胆道囊性扩张症首选检查方法，可用于胎儿时期胆道囊性扩张症的诊断，同时可鉴别其他胆管疾病，如胆管闭锁。

2.CT检查，较B超检查而言准确率更高，可清晰反映出胆总管形态、位

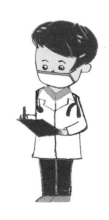

置、扩张程度等。

3.磁共振胆胰管成像（MRCP），是一种较为先进的医学影像技术，可将患者胰胆管系统清晰、完整地显现出来。该技术可将畸形导致的狭窄、扩张程度准确反映出来。

4.术中胆道造影检查，术中经胆囊或胆总管高压注入造影剂可以清晰地显示胆道系统的精细结构，有助于了解肝内、外胆管系统的解剖变异、狭窄位置及长度，胆管与胰管汇合的位置和形态，共同管和胰管直径，有无结石，以及十二指肠乳头的准确开口位置。

五、该怎么去治疗胆道囊性扩张症呢？

为避免胆总管囊肿的各种并发症，特别是囊肿癌变，外科手术是必需的，手术方式根据胆道囊性扩张症类型的不同而不同。大多数患者采用囊肿全切除+胆管空腔鲁氏Y形（Roux-en-Y）吻合术治疗。V型根据囊肿位置可行部分肝段切除术，如为弥漫性病变或肝硬化，或肝衰竭患者，可做肝移植。

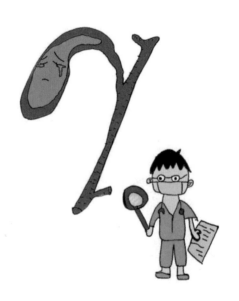

六、你能做什么?

1.调整原有饮食习惯,了解饮食对疾病康复的影响。选择高热量、高维生素、低脂、易消化饮食,注意饮食搭配,避免油腻、难消化及不洁饮食的摄入。

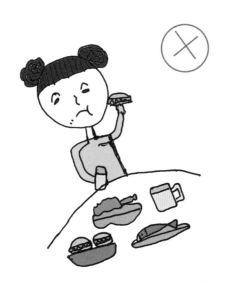

2.适当增加活动,以利肠功能恢复,避免术后肠粘连、肠梗阻。

3.胆道囊性扩张症术后有发生吻合口狭窄和残留组织癌变的可能,因此应密切随访,做好随诊及复查计划,并于术后1个月门诊复查肝功能及进行上腹部CT检查,了解术后康复情况。

(张静)

第四节　胆道闭锁

一、什么是胆道闭锁呢?

胆道闭锁是一种发生于婴幼儿的先天性疾病,患儿在出生后3个月内出现黄疸、陶土样便等胆道梗阻症状,严重危及婴幼儿的生命,其发病率为1/14 000~1/10 000。胆道闭锁大体主要分为三型: Ⅰ型,胆总管闭锁;Ⅱ型,肝胆管闭锁;Ⅲ型,肝门部胆管闭锁,以Ⅲ型最为常见。

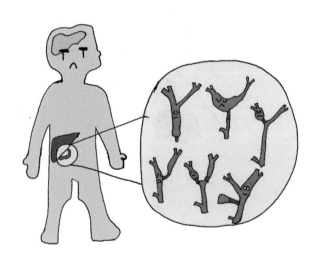

二、为什么会发生胆道闭锁呢?

1.先天性发育畸形。胚胎期2~3个月时发育障碍,胆管无空泡化或空泡化不完全则形成胆道全部或部分闭锁。

2.病毒感染。胚胎后期或出生早期病毒感染(巨细胞病毒、轮状病毒、乙肝病毒)可能导致胆道闭锁。

此外，自身免疫缺陷、胆管缺血也可能引起胆道闭锁。

三、发生胆道闭锁，你会有哪些表现呢？

1.黄疸。出生1～2周的新生儿，本该逐步消退的生理性黄疸反而更加明显，呈进行性加重，巩膜和皮肤由金黄色变为绿褐色或暗绿色。大便渐为陶土色，尿色加深呈浓茶样，尿布染黄，皮肤有瘙痒抓痕。

2.肝脾大。出生时肝脏正常，随病情发展而呈进行性肿大，2～3个月即可发展为胆汁性肝硬化及门静脉高压症，发生出血倾向及凝血功能障碍。最终出现感染、出血、肝衰竭，甚至死亡。

3.营养及发育不良。初期患儿情况良好，营养发育正常，临床表现与黄疸程度不相符。随后一般情况逐渐恶化，至3～4个月时出现营养不良、贫血、发育迟缓、反应迟钝等。

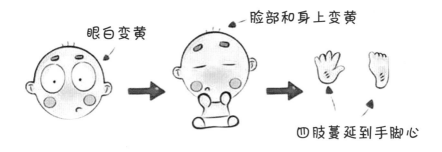

注　意

出现以下症状需要及时就医：①生理性黄疸消退后又出现眼白、皮肤发黄症状，呈进行性加重，随着黄疸加重，大便颜色呈陶土样，尿色呈浓茶色；②患儿3月龄后生长发育减缓，消化功能变差，营养不良，精神差，5～6月龄出现皮肤干燥、皮下淤血、鼻出血等症状。

四、胆道闭锁需要做哪些检查呢？

（一）实验室检查

1. 大便比色卡筛查，家长通过此卡来判断新生儿大便颜色正常与否。

2. 血生化检查。

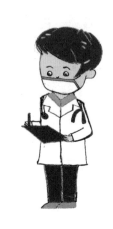

（二）影像学检查

1. B超检查，可用于胆道闭锁早期筛查。

2. 磁共振胆胰管成像。

3. 放射性核素肝胆动态显像。

4. 腹腔镜检查及术中胆道造影，可明确诊断（金标准）。

（三）病理检查

肝穿刺活检，有助于排除其他肝胆疾病。

五、该怎么去治疗胆道闭锁呢？

手术治疗是唯一有效的方法，手术宜在出生后2个月内进行，此时尚未发生不可逆性肝损伤。主要有以下几种手术方法：①胆囊或肝外胆管与空肠行Roux-en-Y吻合术，可用于Ⅰ型患者；②肝门肠吻合术（Kasai术），适应证为明确诊断的胆道闭锁且能耐受Kasai术的Ⅱ、Ⅲ型

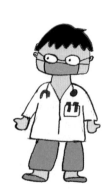

患者；③肝移植。术后会出现出血、感染、黄疸长期不退、肝衰竭等并发症。

先天性胆道闭锁患儿未进行手术治疗，寿命不超过2年；行肝门肠吻合术者，寿命不超过5年；行肝门肠吻合术加肝移植者，寿命不超过10年。若期间出现严重的并发症，寿命会明显缩短。

六、你能做什么？

（一）饮食方面

1.术后尽早恢复母乳喂养，母亲应定时哺乳或挤出乳汁喂养，同时母亲应加强营养。

2.注意增加营养，尤其是蛋白质的摄入，提供充足的热量，可适当地提高糖类的比例，除非严重的肝硬化或肝衰竭，否则可摄取适量的蛋白质。

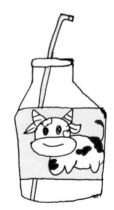

3.黄疸的患儿虽然对脂肪的吸收较差，但中链脂肪可直接被肠道吸收而不需胆汁的帮助，因此可食用含较多中链脂肪的奶制品。患儿消化功能差，容易饿，喂养需要少食多餐。

4.定期遵医嘱补充维生素A、维生素D、维生素E、维生素K。

（二）家庭照护方面

1.应多到户外活动，但应少到人多的公共场所。

2.房间应注意通风。注意保暖，预防感冒，注意饮食卫生。

3.术后每日关注、测量患儿腹围，关注患儿皮肤及黏膜颜色、粪便颜色等。若出现黄疸复现、大便颜色变浅、发热、腹痛等症状，及时就医。

4.家长应戒烟，减少二手烟对患儿的
伤害。

5.术后应加强营养支持，定期随访。
查血常规、肝功能，行超声检查。可疑
门静脉高压症患儿建议做胃镜检查。若
患儿出现肝衰竭，腹水增多较快，及
时考虑肝移植治疗，为患儿生存争取
时间。

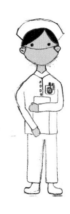

（张静）

···· 第五节　胆道感染 ····

一、什么是胆道感染呢？

胆道感染是指胆道系统的细菌感染，包括急慢性胆囊炎、急慢
性胆管炎、急性梗阻性化脓性胆管炎等，常与胆结石并存，两者多
互为因果。

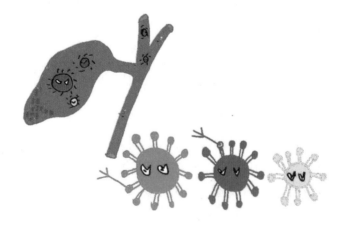

二、为什么会发生胆道感染呢？

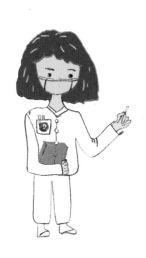

临床认为胆道感染是胆管梗阻导致胆汁无法及时排出，胆汁刺激胆道黏膜引起的感染。此外细菌感染、严重创伤、烧伤等因素均可诱发该疾病发生发展。胆道感染可促使胆道黏膜分泌大量糖蛋白，致使各种沉淀、成分聚集，进而形成胆结石，而胆结石可加剧胆道梗阻、胆汁淤积的发生，为胆道感染创造了便利条件。两者形成恶性循环，导致病情持续性恶化。

三、发生胆道感染，你会有哪些表现呢？

1. 肝外胆道梗阻导致的胆道感染主要表现为Charcot三联征——上腹痛、寒战、高热和黄疸，严重者伴休克及神志改变，称为雷诺五联征（Reynolds五联征）。

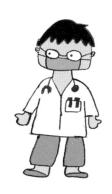

2. 单纯的肝内胆管结石合并胆道感染可表现为畏冷、发热、腹痛，可不出现黄疸。

急重症胆道感染具有起病急、进展快、并发症多、病死率高的特点，是导致良性胆道疾病患者死亡的主要原因。

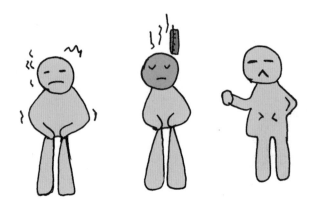

四、胆道感染需要做哪些检查呢？

（一）实验室检查

如血常规、肝功能、尿常规、血/尿淀粉酶检查。

（二）影像学检查

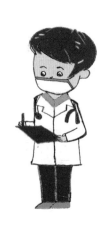

1. X线检查。腹部X线检查可以发现结石。

2. B超检查。

3. 静脉胆道造影，用于检查胆道。

4. 口服胆囊造影，用于检查胆囊。

5. 术中胆道造影、胆道镜检查。

五、该怎么去治疗胆道感染呢？

处理胆道感染的原则：在患者急性期及时有效地解除患者胆道梗阻的问题，保持引流通畅，同时要确保在对患者进行临床处理的过程中将对患者的创伤降到最低。在患者稳定期要针对引发胆道感染的病因进行治疗，尽可能做到彻底治疗。

（一）非手术治疗

适应证：由急性胆囊管梗阻而引发的急性胆道感染的患者；不能够立即采取手术切除胆囊进行治疗的患者。

方法：首先要采取经皮胆囊穿刺置管引流术进行治疗，等到患者胆道感染的情况得到控制后，再行胆囊切除术进行治疗。

（二）手术治疗

急性胆道感染的患者，采取胆囊切除术进行治疗才是最为有效的手段。

六、你能做什么？

1.合理饮食，少食多餐，进食低脂、高维生素、富含膳食纤维的饮食，忌辛辣刺激性食物，多食新鲜蔬菜和水果。

2.了解胆囊切除后出现消化不良、脂肪性腹泻等情况的原因，出院后若出现疼痛、黄疸、陶土样大便等情况应及时就诊。

3.未行手术治疗的患者应定期复查或尽早手术治疗，以防炎症长期刺激诱发胆囊癌。

（冯周坤）

···· 第六节 胆道蛔虫病 ····

一、什么是胆道蛔虫病呢?

胆道蛔虫病是由于饥饿、胃酸水平降低或驱虫不当等导致蛔虫自肠道上行至十二指肠经其乳头开口钻入胆囊、胆总管和肝内胆管,引起奥狄(Oddi)括约肌痉挛而导致腹部阵发性绞痛的疾病。

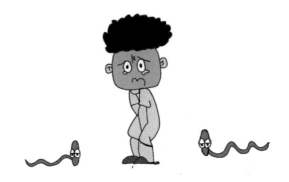

二、为什么会发生胆道蛔虫病呢?

胆道蛔虫病主要由食入带有蛔虫卵的食物引起,是比较常见的急腹症。蛔虫有喜碱厌酸、钻孔习性,当蛔虫的生活环境发生变化时,如胃肠道功能紊乱、饥饿、高热、驱虫不当、 Oddi括约肌功能失调时,蛔虫即可上行钻入胆道。蛔虫钻入胆道时的机械性刺激,可导致Oddi括约肌痉挛,引起剧烈疼痛,也可能诱发急性胰腺炎。由虫体带入胆道的细菌可引起胆道感染,严重时可引起重症胆管炎、肝脓肿。蛔虫经胆囊管可进入胆囊,引起胆囊穿孔。当虫体在胆管内死亡时,其残骸和虫卵可成为结石的核心。

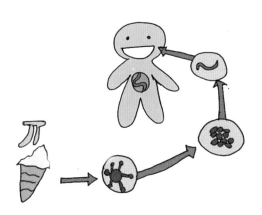

三、发生胆道蛔虫病，你会有哪些表现呢？

"症征不符"是本病的特点，即剧烈的腹痛与较轻的腹部体征不相称。

（一）症状

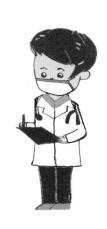

1.突发性剑突下的钻顶样剧烈绞痛，伴右肩或左肩部放射痛，痛时辗转不安、呻吟不止、大汗淋漓，可伴有恶心、呕吐，甚至呕出蛔虫。

2.疼痛可突然平息，又可突然再发，无固定规律。

3.并发胆道感染时，可出现寒战、高热，并发急性胰腺炎时，可出现相关临床表现。

4.体温多不增高，少数人可有轻微的黄疸表现，严重者的表现同急性梗阻性化脓性胆管炎。

（二）体征

早期腹软或有右上腹深压痛，晚期可有腹膜刺激征。当胆绞痛发作时,除剑突下方有深压痛外,无其他阳性体征。

四、胆道蛔虫病需要做哪些检查呢?

1.B超检查,被公认为是目前诊断胆道蛔虫病的首选方式,可见胆道内双线状强回声带或等号样强回声;看到活体蛔虫蠕动是确诊依据。

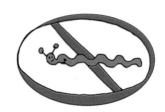

2.磁共振胆胰管成像,在诊断胆道蛔虫病时见到高信号的胆汁内出现"三线征"是可靠依据。磁共振胆胰管成像是 B超检查的较好补充,尤其对临床怀疑胆道蛔虫病但B超检查阴性的病例。

3.内镜逆行胰胆管造影,其显示的"胆管树"可清晰地显示出蛔虫的位置和数量,不仅有助于明确疾病诊断,也有助于通过内镜进行快速有效的取虫治疗。

五、该怎么去治疗胆道蛔虫病呢?

治疗原则为解痉镇痛、利胆驱虫、预防和控制感染,以及纠正水电解质失衡。除出现严重的并发症外,大多数可采用非手术治疗。

(一)非手术治疗

非手术治疗是主要治疗手段。主要有以下几种方式:

1.解痉镇痛。

2.利胆驱虫。

3.预防和控制感染。可应用氨基糖苷类、喹诺酮类和甲硝唑或替硝唑等

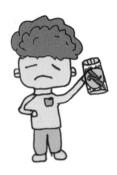

抗生素。

4.十二指肠镜下保留乳头括约肌功能取虫，具有创伤小、术后恢复快、住院时间短的优点。

5.内镜逆行胰胆管造影取虫，检查时如发现蛔虫有部分在胆道外，可用取石钳取出虫体。

6.维持营养、水电解质和酸碱平衡。

（二）手术治疗

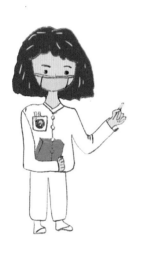

手术指征：经积极治疗3天以上，症状无缓解或反而加重者；进入胆管内的蛔虫较多，非手术治疗难以治愈者；蛔虫钻入胆囊引起胆囊穿孔者；有严重并发症者，如并发急性坏死性胰腺炎、重症胆管炎、蛔虫性肝脓肿、胆汁性腹膜炎等。

手术方式：无并发症者可采用胆总管切开探查取虫术及T形管引流术，术中应用胆道镜检查，以去除蛔虫残骸，根据胆总管直径大小、取净情况、胆管炎症情况行胆总管一期缝合。有并发症者根据情况采用合适的手术方式，术中和术后都需要采用驱虫疗法，以预防复发。

六、你能做什么？

1.选择低脂、高蛋白、高维生素、易消化饮食，忌食油腻食物及饱餐。

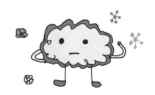

2.养成良好的饮食及生活习惯，

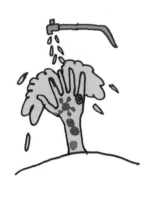

不喝生水，蔬菜要洗净、煮熟，水果应洗净或削皮后吃；饭前便后要洗手，防止食入虫卵；避免劳累及精神紧张；积极参加体育锻炼，增强体质。

3.一般应于清晨或晚上睡前服用驱虫药，根据药物类型观察疗效。

4.定期门诊随访。每年定期检查大便，虫卵阳性者，应做驱蛔治疗，防止蛔虫钻入胆道。

（李泓葶）

•••• 第七节　胆管损伤 ••••

一、什么是胆管损伤？

胆管损伤是指外伤或者腹部手术误伤引起的肝内、外胆管的损伤，分为创伤性胆管损伤和医源性胆管损伤。

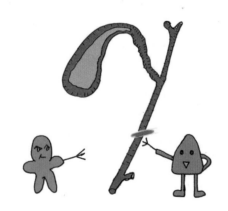

二、为什么会发生胆管损伤呢?

(一)创伤性胆管损伤的病因

创伤性胆管损伤常发生于交通事故、坠落、挤压、利器损伤等,常伴有其他内脏损伤,特别是肝破裂或肝门区其他结构的损伤,也可能伴有胃和十二指肠、胰腺、右肾等的损伤。

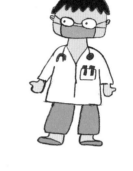

(二)医源性胆管损伤的病因

医源性胆管损伤是指腹部手术、介入、穿刺等治疗造成的胆管损伤,80%的医源性胆管损伤来自胆囊切除术,尤其是腹腔镜胆囊切除术,少数发生于胆道探查术、胃大部切除术、肝切除术。

三、发生胆管损伤,你会有哪些表现呢?

(一)创伤性胆管损伤

1.早期胆管损伤,胆管破裂主要表现为胆汁外溢,伤后早期伤口处流出胆汁或出现胆汁性腹膜炎。

2.晚期胆管损伤,胆管损伤的症状根据胆管损伤部位、程度以及合并伤的不同而不同。

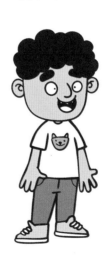

(二)医源性胆管损伤

1. 早期胆管损伤,可出现以

下症状：①胆瘘；②梗阻性黄疸，患者常感到上腹部不适，尿液
呈深黄色；③胆总管十二指肠瘘，引流管内引流出大量的发臭液
体，内含棕黄色混浊絮状物，有时甚至出现食物残渣，出现寒
战、高热，一般不出现黄疸或仅有轻度黄疸；④感染，出现腹
痛、发热、黄疸等症状，胆瘘患者继发感染后可引起弥漫性腹膜
炎、膈下脓肿、盆腔脓肿等，并出现肠麻痹等中毒症状。

　　2.晚期胆管损伤，常见于手术后3个月至1年。临床表现为不明
原因的梗阻性黄疸，黄疸程度持续加深，部分患者甚至出现右上腹
痛并伴有发热等症状。

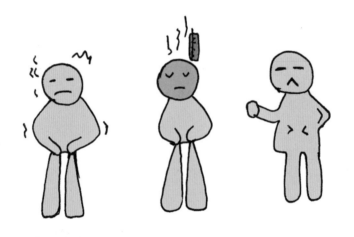

四、胆管损伤需要做哪些检查呢？

（一）实验室检查

如血生化、血常规检查。

（二）影像学检查

如B超检查、CT检查、MRI检查，可评估腹腔、腹膜后、肝脏
和血管有无病变。

五、该怎么去治疗胆管损伤呢？

（一）非手术治疗

对损伤不重、引流量不多或逐渐减少、局部症状逐渐减轻或消失者，给予禁食、补液、抗感染、保肝支持治疗，保持腹腔引流管的通畅，进行有效的胃肠减压，密切观察生命体征、腹部体征和引流液的情况，并为需要行手术者做好术前准备。

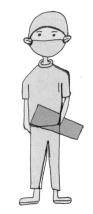

（二）手术治疗

术中按胆管损伤程度选择合适的手术方式。肝外胆管横断损伤并结扎，术后出现梗阻性黄疸者，应在手术3周后再次手术，以使胆管被动扩张，便于再次手术吻合，吻合口内支撑管需放置6个月以上。肝外胆管损伤致胆管狭窄，术后胆管炎反复发作，合并不同程度的黄疸者，需手术处理。

六、你能做什么？

1.饮食方面。根据腹胀、腹痛情况和肠道功能恢复情况进行合理饮食。在腹膜炎症状未控制前应禁食，摄入肠外营养；在腹膜炎症状得到控制、腹部体征消失后，可进行肠内营养，应进食高热量、高蛋白、高维生素、低脂、易消化的流质饮食，少食多餐，如无异常，过

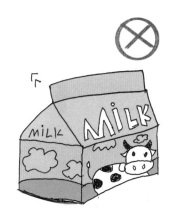

渡到半流质饮食、软食。早期应避免进食产气的食物，如牛奶、豆浆、含糖食物。

2.活动方面。根据自身情况，循序渐进，逐步过渡到正常活动。①手术当天，麻醉清醒即可进行床上翻身活动，进行足背屈伸及内旋外旋运动；②术后第2天，开始尝试床旁活动，活动时做好切口保护，并有家属陪伴；③活动应以床上活动—床旁活动—病房内活动—科室走廊活动等顺序循序渐进进行；④对老年人特别是伴有心肺功能障碍、具有静脉血栓高风险的患者，更应早期进行床旁活动。

3.心理方面。保持乐观向上的心态，学会自我调节情绪的方法。

4.带管出院注意事项。①妥善固定引流管，保持引流通畅，勿牵拉、扭曲、折叠及脱落，每周更换引流袋1～2次；②注意引流管周围的皮肤护理；③若发现胆汁引流量减少或增多，引流液混浊或出血伴有腹痛，应及时就诊。

5.定期复查，若发现黄疸、发热、腹痛等症状，及时就诊。

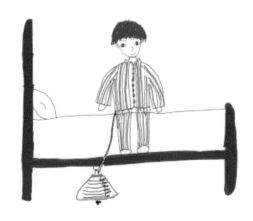

（谢文娜）

···· 第八节　原发性硬化性胆管炎 ····

一、什么是原发性硬化性胆管炎？

原发性硬化性胆管炎是一种以多灶性胆管狭窄和进展性肝病为特征的胆汁淤积性疾病。

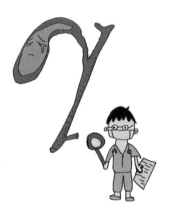

二、为什么会发生原发性硬化性胆管炎呢？

肝会产生胆汁，并通过肝内、外胆管运送到胆囊和肠道中，帮助消化脂肪和脂溶性维生素。

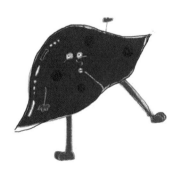

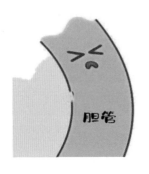

原发性硬化性胆管炎就是因为肝内、外胆管发炎、结疤了，导致肝内、外胆管管道狭窄、堵塞，肝没办法从肝内、外胆管把胆汁运输走，就在它的体内淤积，损害了它！

三、发生原发性硬化性胆管炎，你会有哪些表现呢？

表现无特异性，主要表现为不明原因黄疸，间歇加重；右上腹痛，可伴皮肤瘙痒。

并发症：胆管炎、肝硬化、胆管癌。

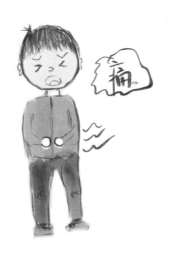

四、原发性硬化性胆管炎需要做哪些检查呢？

（一）实验室检查

血清学检查，约75%的患者表现为胆汁淤积性肝生化指标异常，通常伴有碱性磷酸酶（ALP）和γ-谷氨酰转移酶（GGT）升高。ALP是诊断的灵敏标志物，但无特异性。

（二）影像学检查

1.磁共振胆胰管成像，为诊断原发性硬化性胆管炎的首选影像学检查方法。

2.内镜逆行胰胆管造影，是既往诊断原发性硬化性胆管炎的"金标准"，但作为一项有创检查，其可导致多种严重并发症，如胰腺炎、细菌性胆管炎、穿孔、出血。

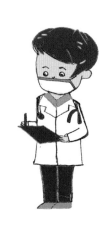

3.腹部B超检查有助于鉴别诊断。

4.CT检查主要用于胆管癌患者的诊断和分期。

（三）病理检查

肝穿刺活检。对于胆道影像学检查未见明显异常，又不能用其他原因解释的原发性硬化性胆管炎疑诊者，可行肝穿刺活检以进一步确诊，可有助于评估疾病活动度和分期，协助判断是否重叠其他疾病。

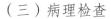

五、该怎么去治疗原发性硬化性胆管炎呢？

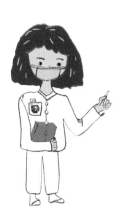

目前无理想的治疗方法，无论药物治疗还是手术治疗均为缓解症状性治疗。药物治疗主要有利胆药物、保肝药物、抗炎药（如糖皮质激素）、抗纤维化药物、抗生素，此外，还有姑息性手术、内镜治疗、胆管空肠吻合术、肝移植等治疗方法。

六、你能做什么？

1.饮食方面。术后第1天视自身情况进少量温水，待肛门排气后，可进流质饮食，无腹胀、腹痛等情况，可逐渐过渡到正常饮食，仍以清淡、低脂饮食为主，少食多餐，勿进食过多过饱。术后早期避免饮用牛奶、豆浆、碳酸饮料等易致腹胀的食物。

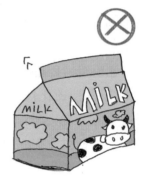

2.生活方面。肛门未排气前可通过嚼口香糖促进肠蠕动，缓解术后口干、口苦等不适；或使用小茴香、开塞露、乳果糖等帮助排便。

3.疾病指导。肥胖患者应适当减肥，糖尿病患者应该遵医嘱坚持药物治疗和饮食治疗，养成良好的生活习惯，避免劳累及精神紧张。

4.管道注意事项。①了解留置引流管的目的和重要性，学会保护引流管的方法及导管滑脱后的应急措施；②妥善固定引流管于床旁，学会观察引流情况，保持引流通畅，防止导管扭曲、受压、折叠。

5.观察切口有无渗血、渗液，若有渗血，要及时就诊。

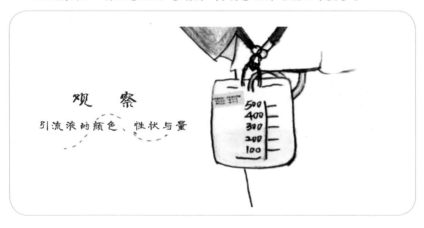

观察
引流液的颜色、性状与量

（谢文娜）

···· 第九节　胆囊癌 ····

一、什么是胆囊癌呢？

胆囊癌是指发生在胆囊的癌性病变，是胆道系统最常见的恶性肿瘤。90%的患者发病年龄超过50岁，女性发病率为男性的3～4倍。

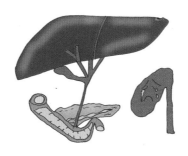

二、为什么会发生胆囊癌呢？

70%的胆囊癌与胆囊结石有关，可能与胆囊黏膜受结石长期物理性刺激、慢性炎症及细菌代谢产物中的致癌物质等因素有关。此外，萎缩性胆囊炎、胆囊息肉样病变、胆管空肠吻合术后、完全钙化的"瓷化"胆囊和溃疡性结肠炎等因素都与胆囊癌发生有关。

三、发生胆囊癌，你会有哪些表现呢？

1.胆囊癌发病隐匿，早期无特异性症状，部分患者可在切除胆囊时意外发现。合并胆囊结石或慢性胆囊炎者，早期多表现为胆囊结石或胆囊炎的症状，如胆绞痛、上腹隐痛、黄疸。

2.当肿瘤侵犯浆膜层或胆囊床时出现右上腹痛，可放射至肩背部，伴有食欲下降等。

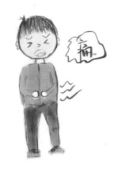

3.胆囊管梗阻时可触及肿大的胆囊。胆囊癌晚期可在右上腹触及肿块，并出现腹胀、体重减轻或消瘦、贫血、黄疸、腹水及全身衰竭等症状。少数肿瘤可穿透浆膜，导致胆囊急性穿孔、急性腹膜炎、胆道出血等。

四、胆囊癌需要做哪些检查呢？

（一）实验室检查

癌胚抗原（CEA）、糖类抗原19-9（CA19-9）、糖类抗原125（CA125）等均可升高，但无特异性。

（二）影像学检查

腹部超声检查、CT检查可见胆囊壁不同程度增厚或胆囊内新生物，亦可发现肝转移或淋巴结肿大；增强CT或MRI检查可显示肿瘤的血供情况。

（三）病理检查

腹部超声引导下细针穿刺抽吸活检可帮助明确诊断。

五、该怎么去治疗胆囊癌呢？

1.单纯胆囊切除术，适用于癌肿仅限于黏膜层者，多见于胆囊结石或胆囊息肉样病变行胆囊切除后发现的胆囊癌，单纯胆囊切除可达到根治的目的。

2.胆囊癌根治性切除术，适用于肿瘤侵及胆囊肌层或全层，伴区域性淋巴结转移者。根治术切除范围包括胆囊、胆囊床外2 cm肝组织及胆囊引流区淋巴结清扫。

3.姑息性手术，主要用于减轻或解除肿瘤引起的黄疸或十二指肠梗阻，包括肝管空肠吻合术、经皮穿刺或经内镜胆管狭窄部位放置支撑管引流术、胃空肠吻合术等。

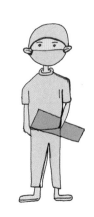

六、你能做什么？

1.合理饮食，进食低脂、高维生素、富含膳食纤维的饮食，少食多餐，多食新鲜水果、蔬菜。

2.学会自我调节，保持心情舒畅。

3.定期复查，出现腹痛、黄疸、陶土样大便等情况应及时就诊。

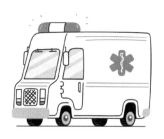

（钟青良）

第十节 胆管癌

一、什么是胆管癌呢？

胆管癌是指发生在肝外胆管，即左、右肝管至胆总管下端的恶性肿瘤。男女发病率无差异，50岁以上多见。根据肿瘤生长的部位，分为上段、中段、下段胆管癌，其中以上段胆管癌多见，占

50%～75%。上段胆管癌又称肝门部胆管癌，位于左、右肝管至胆囊管开口以上部位；中段胆管癌位于胆囊管开口至十二指肠上缘；下段胆管癌位于十二指肠上缘至十二指肠乳头。

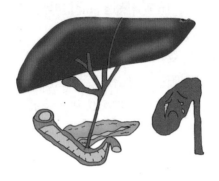

二、为什么会发生胆管癌呢？

病因尚不明确，可能与肝胆管结石、原发性硬化性胆管炎、先天性胆管囊性扩张症、胆管空肠吻合术后、溃疡性结肠炎等危险因素有关。

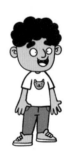

三、发生胆管癌，你会有哪些表现呢？

（一）症状

1.黄疸。皮肤巩膜黄染、全身皮肤瘙痒、尿色深黄、大便呈灰白色或陶土样等。

2.腹痛。少数无黄疸者有上腹部饱胀不适、隐痛、胀痛或绞痛。

3.其他，如恶心、厌食、消瘦、乏力；合并胆道感染时出现急性胆管炎的临床表现。

（二）体征

1.胆囊肿大。病变在胆管中下段时常可触及肿大的胆囊，墨菲征（Murphy征）可呈阴性；病变在胆管上段时胆囊常缩小且不能触及。

2.肝大。部分患者出现肝大，质硬，有触痛或叩痛，晚期可在上腹部触及肿块，可伴有腹水和下肢水肿。

四、胆管癌需要做哪些检查呢？

（一）实验室检查

如血清总胆红素、结合胆红素、ALP 显著升高，CA19-9 也可升高。

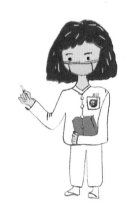

（二）影像学检查

1.腹部超声检查，为首选检查，可见肝内、外胆管扩张或查见胆管肿瘤。

2.磁共振胰胆管成像，能清楚显示肝内、外胆管的影像，显示病变部位的效果优于腹部超声检查。

五、该怎么去治疗胆管癌呢？

（一）手术治疗

手术治疗为主要的治疗手段，根据病变部位，可采用肝门胆管癌根治切除术、胆管/肝总管空肠吻合术、胰十二指肠切除术等。

（二）非手术治疗

肿瘤晚期无法手术切除者，为解除胆道梗阻，可选择经皮肝穿刺胆道引流和（或）放置内支架、经内镜鼻胆管引流和（或）放置内支架；为解除消化道梗阻，可行胃空肠吻合术，改善患者生活质量。

六、你能做什么？

1.合理饮食，少食多餐，进食低脂、高维生素、富含膳食纤维的饮食，忌辛辣刺激性食物，多食新鲜蔬菜和水果。

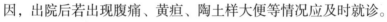

2.定期复查，了解胆囊切除后出现消化不良、脂肪性腹泻等情况的原因，出院后若出现腹痛、黄疸、陶土样大便等情况应及时就诊。

3.学会自我调节，保持情绪稳定。

（钟青良）

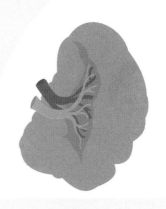

第三章

胰腺疾病健康科普知识

···· 第一节　急性胰腺炎 ····

一、什么是急性胰腺炎呢？

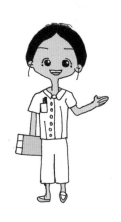

急性胰腺炎是常见的急腹症之一。该病是由胰腺分泌的胰酶在胰腺内被激活，对胰腺组织自身"消化"而引起的急性化脓性炎症。

Atlanta 分级将急性胰腺炎分为轻症急性胰腺炎、中度重症急性胰腺炎和重症急性胰腺炎。

2012年《亚特兰大分类标准（修订版）》将急性胰腺炎划分为早期和后期，其划分的理由主要是对应 急性胰腺炎 病程中的两个死亡高峰。

二、为什么会发生急性胰腺炎呢？

1.胆道疾病，如胆道结石和胆道炎症。

2.吸烟、饮酒，乙醇增加了消化酶和溶酶体的含量，破坏了细胞器稳定性；吸烟会加速酒精性胰腺炎的发展。

3.十二指肠肠液反流。

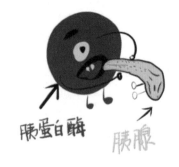

胰蛋白酶　　胰腺

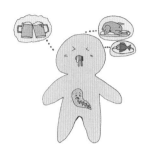

4.高脂血症。

5.创伤，如上腹部钝器伤、穿通伤、手术创伤、内镜逆行胰胆管造影创伤。

6.其他，如暴饮暴食、感染因素、内分泌和代谢因素、药物因素、自身免疫性因素。

三、发生急性胰腺炎后，你会有哪些表现呢？

1.腹痛，突然发作的持续性、刀割样剧烈腹痛，常因饱餐、饮酒等诱发。

2.腹胀，肠麻痹或梗阻所致。

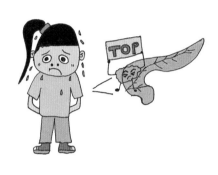

3.恶心、呕吐。

4.黄疸，轻重程度提示病情及预后情况。

5.发热，体温波动在38～39℃。

6.休克和脏器功能障碍，出现低血容量感染性休克，出现肺、脑、肾功能障碍。

四、急性胰腺炎需要做哪些检查呢？

（一）实验室检查

胰酶测定（淀粉酶、脂肪酶等）、血常规、血生化、血气分析等。

（二）影像学检查

1. B超检查，可查见胰腺肿胀、胆道结石、腹水。

2.增强CT检查，能鉴别是否合并胰腺组织坏死。

3.MRI检查，可评估胰腺坏死、炎症范围及有无游离气体等。

五、该怎么去治疗急性胰腺炎呢？

（一）非手术治疗

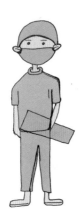

非手术治疗是急性胰腺炎的基础治疗，目的是减少胰液分泌、防止感染及多器官功能障碍综合征（MODS）的发生。主要有以下措施：

1.禁食、胃肠减压。

2.防治休克，乳酸林格液和生理盐水为补液首选。

3.解痉、镇痛，主要包括非甾体抗炎药和阿片类药物。

4.抑制胰液分泌，如使用生长抑素。

5.营养支持，选择肠内营养支持（口服或管饲）或肠外营养支持（经静脉输入）。

6.预防和治疗感染。

（二）手术治疗

1.置管引流，用于保守治疗难以纠正、病情继续恶化者以及胰腺周围脓肿者。

2.胰腺及胰周坏死组织清除引流术，是最常用的手术方式。

3.胃造瘘、空肠造瘘，用于引流胃液、减少胰液分泌，提供肠内营养。

4.胆囊切除、胆道引流，用于治疗胆源性胰腺炎。

六、你能做什么？

1.合理饮食，在饮食选择时，要降低盐与油的摄入量，不狼吞虎咽，禁饮酒。

2.坚持锻炼，在日常生活中，要尽量多锻炼，增强体质，提高自身免疫力。

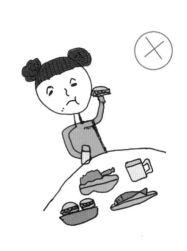

3.合理作息，规律作息，保证充足的睡眠，这样可以使胰腺得到充分休息。

4.术后引流管护理，不可自行拔除引流管，关注引流液颜色、性状以及引流液的量，如发生异常变化及时就医。

5.定期随访。急性胰腺炎患者应每6个月对胰腺功能进行评估，关注是否出现远期并发症以及诱发急性胰腺炎的病因是否去除。

随访持续时间：轻症急性胰腺患者需要随访至出院后6个月。中度重症急性胰腺炎和重症急性胰腺炎患者至少随访至出院后18个月，这样可以最大限度地保障患者在随访期间对新出现的急性胰腺炎并发症做到及时发现和治疗，充分保障患者的生命安全。

（陈麓羽）

····· 第二节　慢性胰腺炎 ·····

一、什么是慢性胰腺炎呢？

慢性胰腺炎是由各种原因导致的胰腺局部或弥漫性的慢性进展性炎症，伴随胰腺内、外分泌功能的不可逆损害。

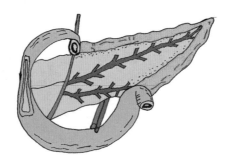

二、为什么会发生慢性胰腺炎呢？

1.各种胆胰管疾病。

2.酗酒。

3.甲状旁腺功能亢进。

4.高脂血症。

5.遗传因素。

6.自身免疫反应。

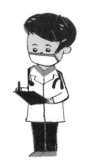

三、发生慢性胰腺炎，你会有哪些表现呢？

1.腹痛，是最常见症状，平时为隐痛，发作时疼痛剧烈，呈持续性。腹痛位于上腹部剑突下或偏左，可向腰背部放射，呈束腰带状。

2.体重下降，早期因害怕进食伴随的疼痛而减少进食，造成体重减轻；后期因胰腺功能不足导致吸收不良引起消瘦。

3.消化不良，可有食欲减退、饱胀感、不耐油腻等。后期出现脂肪泻，特征是粪便不成形、有油光、恶臭且上层可见油滴。

4.糖尿病，后期胰岛大量被破坏，胰岛素分泌减少，可出现明显的糖尿病症状。

5.黄疸，仅少数患者出现，多为胰头纤维增生压迫胆总管下端所致。

通常将腹痛、体重下降、糖尿病和脂肪泻称为慢性胰腺炎四联征。

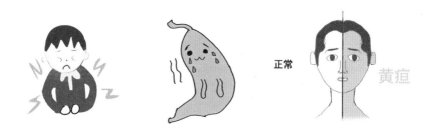

四、慢性胰腺炎需要做哪些检查呢？

（一）实验室检查

慢性胰腺炎急性发作时，早期患者血、尿淀粉酶可增高，后期可不增高或增高不明显；粪便在显微镜下可见到脂肪球；部分患者尿糖和糖耐量试验阳性。

（二）影像学检查

1.腹部超声检查，可显示胰腺体积、胰管结石、胰腺囊肿等。

2.腹部X线检查，可显示胰腺钙化点或胰石影。

3.CT检查，能更清晰地显示胰腺形态，有无钙化点、胰管扩张或囊肿形成等。

4.磁共振胆胰管成像，能清晰显示梗阻近远端的胆胰管形态等。

5.内镜逆行胰胆管造影，可清楚见到胰管有无阻塞、狭窄或囊状扩张，最典型的表现是胰管呈不规则的串珠状扩张。

五、该怎么去治疗慢性胰腺炎呢？

目的是减轻疼痛，改善消化功能，促进胰液引流，防止胰腺内、外分泌功能进一步减退。

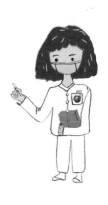

（一）非手术治疗

对症治疗、镇痛、控制饮食、补充胰酶、治疗糖尿病、营养支持等。

（二）手术治疗

1.胆道手术，适用于有胆管结石或Oddi括约肌狭窄者。

2.胰管空肠吻合术，适用于胰管有多处狭窄者。

3.胰腺切除术，适用于胰腺纤维化严重但胰管未扩张者。

4.内脏神经切断术，仅用于其他方法不能缓解的顽固性疼痛，或作为其他手术方法的辅助手术。

六、你能做什么？

1. 少食多餐，规律饮食，严禁暴饮暴食，严禁进食高蛋白、高维生素、低脂饮食，限制辛辣刺激性食物，限制糖的摄入；严格戒酒、戒酒；避免进食易产气的食物，以免引起或加重腹胀，如豆类

及豆类制品、牛奶及奶制品；出现腹泻的
患者，忌食粗粮、膳食纤维多（如芹菜）
及会刺激肠道的食物。

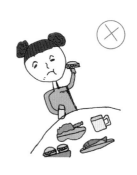

2.口服药物。口服胰酶制剂可减少胰
腺分泌，降低胰管压力，缓解腹痛；胰酶
制剂应与"食"同进，保证脂肪酶与食物
充分混合后一起进入十二指肠；糖尿病患
者遵医嘱使用胰岛素。

3.禁食期间可短期、间歇、有计划地采用肠外营养或肠内营养
支持。

4.为防止腹痛发作，应避免过度劳累和精神紧张，遵医嘱合理
使用解痉、镇静或镇痛药物。

（张妮）

···· 第三节　胰腺囊性疾病 ····

一、什么是胰腺囊性疾病呢？

胰腺囊性疾病是指由胰腺上皮和（或）间质组织形成的肿瘤或
非肿瘤性（单发或多发的肿瘤样）含囊腔的病变，主要包括胰腺囊
性肿瘤和胰腺假性囊肿。

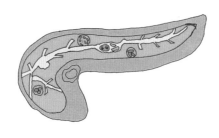

二、为什么会发生胰腺囊性疾病呢？

胰腺假性囊肿常继发于胰腺外伤或急慢性胰腺炎，胰管破裂致使胰液外渗，与周围炎性纤维结缔组织包绕形成密闭的囊性病变。

三、发生胰腺囊性疾病，你会有哪些表现呢？

多数无症状，肿瘤逐渐增大可压迫邻近器官出现相关症状，如压迫胃引起恶心、呕吐；压迫胆总管引起黄疸；压迫脾静脉引起肝外型门静脉高压症，进而发生消化道出血等相关症状。

四、胰腺囊性疾病需要做哪些检查呢？

（一）影像学检查

影像学检查对判断肿物是否满足手术指征具有重要的指导意义，如腹部超声（可作为初级筛查手段）、CT、MRI、磁共振胆胰管成像、内镜超声检查。

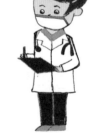

（二）分子病理学及细胞学检查

分子病理学及细胞学检查可作为鉴别诊断的重要依据。

五、该怎么去治疗胰腺囊性疾病呢？

（一）手术切除

手术切除是最主要、最关键的治疗手段。

（二）非手术治疗

对于肿瘤直径<3 cm、CA19-9无升高、无临床症状，同时排除恶性变者，可以考虑保守观察，定期随访。

六、你能做什么？

1.日常饮食以富含高蛋白、高维生素、低脂、营养丰富、易消化食物为主，少食多餐，可配合服用胰酶制剂。切记勿饮食过烫、过辣，禁烟、酒及霉变食物。要保持规律的饮食习惯，切忌暴饮暴食，以免疾病复发。

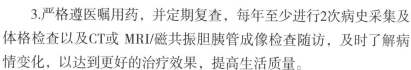

2.应注意休息，避免重体力劳动，日常锻炼应以太极拳、慢跑等轻体力活动为主，以提高自身体力与免疫力。

3.严格遵医嘱用药，并定期复查，每年至少进行2次病史采集及体格检查以及CT或 MRI/磁共振胆胰管成像检查随访，及时了解病情变化，以达到更好的治疗效果，提高生活质量。

（胡聃琳）

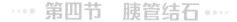

第四节　胰管结石

一、什么是胰管结石呢？

胰管结石是慢性胰腺炎的常见并发症，以酗酒或胆道疾病为主要原因，常引起严重腹痛、进行性胰腺功能损害，甚至诱发胰腺癌，目前主张早期手术治疗。

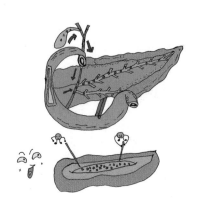

二、为什么会发生胰管结石呢？

胰管结石的形成可能与酗酒、慢性胰腺炎、胆管结石、遗传因素、甲状旁腺功能亢进等因素相关，其中胰管结石作为慢性胰腺炎的常见并发症之一，与慢性胰腺炎互为因果关系。

三、发生胰管结石，你会有哪些表现呢？

1.上腹部顽固性疼痛。
2.糖尿病。
3.脂肪泻。
4.阻塞性黄疸。

四、胰管结石需要做哪些检查呢？

以影像学检查为主，如X线、超声、CT、磁共振胆胰管成像、内镜逆行胰胆管造影检查。

五、该怎么去治疗胰管结石呢？

胰管结石的治疗原则为取净结石、去除病灶；解除梗阻、通畅引流；缓解疼痛，改善胰腺内、外分泌功能。

（一）一般治疗

戒烟，戒酒，改善饮食习惯。

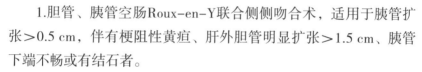

（二）非外科手术治疗

如内镜治疗、体外冲击波碎石（ESWL）、胰管内碎石。

（三）外科手术治疗

1.胆管、胰管空肠Roux-en-Y联合侧侧吻合术，适用于胰管扩张＞0.5 cm，伴有梗阻性黄疸、肝外胆管明显扩张＞1.5 cm、胰管下端不畅或有结石者。

2.胰腺部分切除术，适用于结石局限于胰体、胰尾的多块结石，并且该部胰腺毁坏较为严重者。

3.胰腺切开取石术，适用于胰头、体部结石，并伴有胰管多处狭窄者。

4.胰腺十二指肠切除术，适用于胰头部多发性结石、胰头毁坏或有恶变者。

六、你能做什么？

1.合理饮食，避免暴饮暴食，限制高脂肪食物的摄入，多食用富含膳食纤维的水果及蔬菜。

2.控制体重，合理控制体重可以减少胰管结石的发生风险。

3.戒烟、戒酒。

4.适当增加体育锻炼，包括慢跑、散步、游泳等有氧运动。

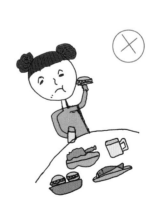

（何茜）

···· 第五节　胰腺神经内分泌肿瘤 ····

一、什么是胰腺神经内分泌肿瘤？

胰腺神经内分泌肿瘤（PNET）是源于胰腺多能神经内分泌干细胞的一类异质性肿瘤，占胰腺肿瘤的3%～7%，发病的中位年龄为56岁，女性稍多于男性，多数呈散发。既往根据细胞来源将胰腺神经内分泌肿瘤分为类癌、胰岛细胞瘤和胺前体摄取及脱羧细胞肿瘤（APUD瘤）。根据是否导致临床症状将胰腺神经内分泌肿瘤分为无功能性和功能性，前者占40%～60%，后者包括胰岛素瘤、促胃液素瘤、血管活性肠肽瘤、胰高血糖素瘤、生长抑素瘤、生长激素释放激素瘤、促肾上腺皮质激素瘤和甲状旁腺素瘤等，胰岛素瘤是最为常见的一种胰腺神经内分泌肿瘤。

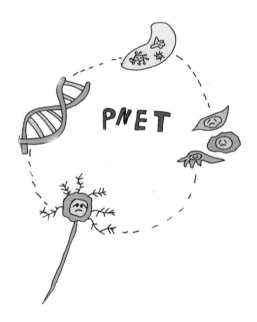

二、为什么会发生胰腺神经内分泌肿瘤呢？

胰腺神经内分泌肿瘤病因尚不明确，目前认为胰腺神经内分泌肿瘤来源于胰腺导管系统中的多能神经内分泌干细胞。多数为散发病例，仅少部分患者为家族性，家族性病例如多发性内分泌腺瘤病1型（MEN1），希佩尔-林道病（VHL综合征）以及神经纤维瘤病1型与某些基因突变有关。近期的研究认为胰腺神经内分泌肿瘤的其他潜在危险因素包括吸烟和既往有慢性胰腺炎病史。

三、发生胰腺神经内分泌肿瘤，你会有哪些表现呢？

1.低血糖综合征，主要为胰岛素分泌过多所致，发作时血糖低于2.8 mmol/L，给予葡萄糖后症状缓解。

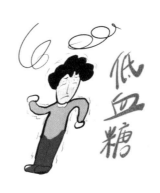

2.低血糖诱发儿茶酚胺释放症，表现为心慌、震颤、面色苍白、出冷汗、心动过速、乏力、饥饿等。一般在清晨、空腹、劳累或情绪紧张时发作。

3.神经性低血糖症，低血糖造成脑细胞能量不足，表现为抑郁、嗜睡、人格改变、智力减退、精神错乱、癫痫发作和昏迷等。患者常为避免低血糖症发作而加餐，从而导致发胖。

四、胰腺神经内分泌肿瘤需要做哪些检查呢？

（一）血糖检查

1.Whipple三联征，空腹时低血糖症状发作，发作时血糖低于2.8 mmol/L，口服或静脉注射葡萄糖后缓解。

2.血清胰岛素水平，90%胰岛素瘤患者空腹免疫活性胰岛素水平>15 U/ml。

3.胰岛素与血糖比值测定。

4.如无低血糖发作，可进行饥饿诱发试验。

（二）影像学检查

1.非侵入性检查，如B超、CT、MRI、内镜超声检查。

2.侵入性检查，如经皮肝门静脉置管分段采血测定胰岛素、选择性动脉造影。

五、该怎么去治疗胰腺神经内分泌肿瘤呢？

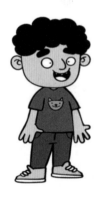

（一）手术治疗

对具有手术适应证的患者可采用以下手术方式：肿瘤局部切除术、胰体尾切除术、胰十二指肠切除术。

（二）非手术治疗

药物治疗联合化疗优于单一化疗。

六、你能做什么？

1.术后会出现短暂的血糖升高，经过一段时间会趋于平稳，必要时内分泌科复诊。

2.其余要点与胰腺癌大同小异，见第六节。

（赵瑜）

···· 第六节　胰腺癌与壶腹周围癌 ····

一、什么是胰腺癌？

胰腺癌是消化系统较常见的肿瘤，在我国发病率呈逐年上升的趋势。胰腺癌发病率在世界范围内呈增多趋势，在胰腺癌中，胰头癌比例最高，占70%～80%，其次为胰体尾部癌，全胰癌少见。

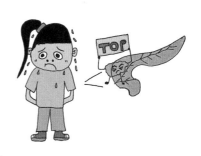

二、什么是壶腹周围癌？

壶腹周围癌系指发生于壶腹部、胆总管下端及十二指肠乳头附近的肿瘤，主要包括壶腹癌、胆总管下端癌和十二指肠癌，与胰头癌有很多共同之处。

三、为什么会发生胰腺癌和壶腹周围癌呢？

目前认为主要与吸烟、嗜酒、高蛋白及高胆固醇饮食、糖尿病、慢性胰腺炎、遗传因素等有关。

四、发生胰腺癌和壶腹周围癌，你会有哪些表现呢？

1.腹痛，为首发症状，呈持续且进行性加重的上腹部钝痛、胀痛，疼痛可向肩背部或腰肋部放射，夜间尤甚。

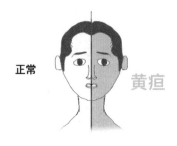

2.黄疸。癌肿浸润或压迫胆总管出现黄疸，可伴皮肤瘙痒、茶色尿和陶土色大便。壶腹周围癌早期即可出现黄疸，黄疸呈波动性，是区别于胰头癌的一个重要特征。

3.消化道症状，如食欲减退、上腹饱胀、消化不良、恶心呕吐、腹泻等，可出现消化道梗阻或消化道出血。

4.消瘦、乏力，体重下降，同时伴有贫血、低蛋白血症。

5.其他，如发热、胰腺炎发作、胆道感染、糖尿病、上腹部肿块。

五、胰腺癌和壶腹周围癌需要做哪些检查呢？

（一）实验室检查

测定CEA、胰腺癌胚抗原（POA）、CA19-9等血清学标志物。

（二）影像学检查

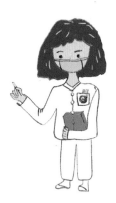

1.B超检查，用于高危人群的筛查。

2.增强CT检查，是目前胰腺癌诊断最常用的方法。

3.磁共振胆胰管成像。

4.内镜超声检查。

5.内镜逆行胰胆管造影及经皮穿刺肝胆道成像（PTC），目前常用于术前减黄及引流。

六、该怎么去治疗胰腺癌和壶腹周围癌呢？

（一）手术治疗

对具有手术适应证的患者可采用以下手术方式：

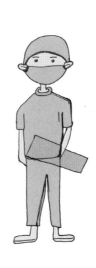

1.根治手术。

2. 胰十二指肠切除术（Whipple 手术）。

3. 保留幽门的胰头十二指肠切除术。

4. 胰体尾切除术，适用于胰体尾部癌。

5.胆肠吻合术，目的是解除黄疸，为姑息性手术。

6.胃空肠吻合术，目的是解除十二指肠梗阻，保证消化道通畅，为姑息性手术。

（二）辅助治疗

化疗、放疗、介入治疗、基因治疗及免疫治疗等。

七、你能做什么？

1.应养成良好的饮食习惯，不暴饮暴食，忌烟酒，勿吃高脂肪食物，忌食辛辣、冰冷等刺激性食物。

2.生活作息规律，勿熬夜，适当运动增强自身抵抗力。

3.定期检测血糖值，如血糖值增高，请及时就医。

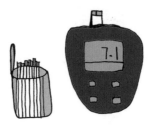

4.坚持药物治疗及饮食控制。

5.如有疼痛症状，可遵医嘱口服镇痛药缓解。

（何茜）

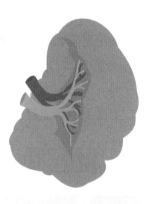

第四章

脾脏疾病健康科普知识

····· 第一节　脾损伤 ·····

一、什么是脾损伤呢？

脾损伤是指因各种原因导致的脾包膜或实质受损，其中最主要的原因是腹部外伤。脾位于左季肋深部，是腹部闭合性损伤中最常见的脏器损伤，约占腹腔脏器损伤的41.2%，受损后病情发展迅速，出血快，极易发生失血性休克。

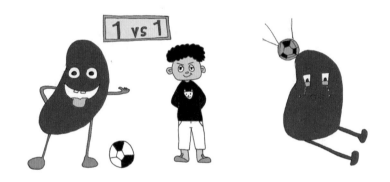

关于脾损伤的分类，目前使用较为广泛的分类标准是美国创伤外科协会 (AAST) 发布的脾器官损伤量表（2018修订版），见表4-1。

表 4-1　脾器官损伤量表（2018 修订版）

AAST 等级	影像学标准 （CT表现）	手术标准	病理标准
I	被膜下血肿表面积<10%； 实质撕裂伤深<1 cm； 被膜撕裂	被膜下血肿表面积<10%； 实质撕裂伤深<1 cm； 被膜撕裂	被膜下血肿表面积<10%； 实质撕裂伤深<1 cm； 被膜撕裂

续表

AAST 等级	影像学标准（CT表现）	手术标准	病理标准
Ⅱ	被膜下血肿表面积 10%~50%；实质内血肿直径<5 cm；实质撕裂伤深1~3 cm	被膜下血肿表面积 10%~50%；实质内血肿直径<5 cm；实质撕裂伤深1~3 cm	被膜下血肿表面积 10%~50%；实质内血肿直径<5 cm；实质撕裂伤深1~3 cm
Ⅲ	被膜下血肿表面积>50%；被膜破裂或实质内血肿直径>5 cm；实质撕裂伤深>3 cm	被膜下血肿表面积>50%；被膜破裂或实质内血肿直径>5 cm；实质撕裂伤深>3 cm	被膜下血肿表面积>50%；被膜破裂或实质内血肿直径>5 cm；实质撕裂伤深>3 cm
Ⅳ	实质撕裂伤累及脾门血管造成>25%的无血管脾；脾血管损伤或脾被膜内活动性出血	实质撕裂伤累及脾门血管造成>25%的无血管脾	实质撕裂伤累及脾门血管造成>25%的无血管脾
Ⅴ	脾血管损伤伴活动性出血超出脾周；进入腹膜的任何损伤；脾门血管离断伤；粉碎性脾破裂	脾门血管离断伤；粉碎性脾破裂	粉碎性脾破裂

二、为什么会发生脾损伤呢？

1.脾损伤分为三类，即创伤性、医源性、自发性，其中以创伤性脾损伤为主。

2.创伤性脾损伤按致伤因素不同可分为开放性脾损伤和闭合性脾损伤两类。

3.常见原因包括车祸、高坠伤、外力攻击等。

三、发生脾损伤，你会有哪些表现呢？

脾损伤一般无特异性较高的症状或体征，当患者有以下表现时，应高度怀疑脾损伤。

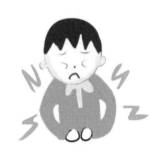

1.左上腹疼痛、左肩疼痛或弥散性腹痛。

2.脉搏细速、血压降低、心率加快等休克表现。

3.根据病情行诊断性腹腔穿刺，以穿刺抽出不凝固血作为可靠证据，在观察期间可重复穿刺以提高阳性率。

四、脾损伤需要做哪些检查呢？

1.腹部CT检查，适用于血流动力学稳定的患者。

2.超声检查，对于血流动力学不稳定的患者，建议首选腹部创伤超声重点评估（FAST）。FAST对腹腔脏器损伤及腹腔游离液体具有较高的敏感性，且具有无创、操作简便、成像迅速、可以和抢救同时进行等优点。

五、该怎么去治疗脾损伤呢？

（一）手术治疗

脾损伤患者一般行脾全切除术。

（二）非手术治疗

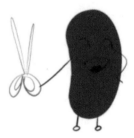

非手术治疗是血流动力学稳定的钝性脾损伤患者的首选治疗方法。脾动脉栓塞可以显著提高钝性脾损伤患者非手术治疗成功率。

六、你能做什么？

1.合理饮食，进食高维生素、低盐饮食。避免干硬、粗糙、温度过高的食物。

2.注意休息，劳逸结合，避免重体力劳动。

3.遵医嘱及时复诊，如有不适及时就医。

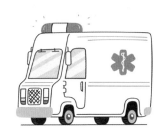

（陈麓羽）

第二节 充血性脾肿大

一、什么是充血性脾肿大？

充血性脾肿大是脾脏疾病的临床表现和重要的病理体征。

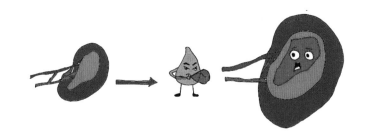

二、为什么会发生充血性脾肿大呢？

充血性脾肿大是因疾病导致脾血流量增加，造成门静脉压升高，升高的门静脉压反作用于脾，使脾内血管压力升高、红髓扩张并伴有纤维化。简单地说就是由于各种原因使得脾脏血液回流受阻而造成脾脏淤血、肿大。

常见病因有肝硬化门静脉高压症、慢性心力衰竭致心源性肝硬化、慢性缩窄性心包炎、门静脉或脾静脉血栓形成等。

三、发生充血性脾肿大，你会有哪些表现呢？

轻、中度的脾肿大没有明显不舒适的地方。伴随原发性疾病可能会出现消瘦、乏力、食欲减退、恶心，严重者会出现发热、腹水、出血点、淤斑、贫血等。

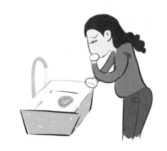

四、充血性脾肿大需要做哪些检查呢？

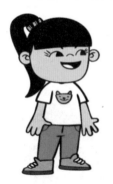

正常的脾脏是无法触及的，当出现脾肿大时可在仰卧位或侧卧位时触及脾脏边缘，不过非专业人员是很难发现的，往往需要通过医生查体或者通过彩超、CT等辅助检查才能发现。

五、需要做哪些治疗呢？

治疗原发疾病是最主要的。去除病因后不能改善者选择手术治疗。

在选择脾切除术时，还应了解脾切除的适应证，其适应证有：①脾肿大显著，有压迫症状；②严重溶血性贫血；③粒细胞严重降低且常发生感染；④血小板显著减少，或伴有出血表现。

常见手术方式有经颈静脉肝内门体静脉分流术（TIPS），腹腔镜脾脏切除贲门周围血管离断术（LSPD）。

六、你能做什么？

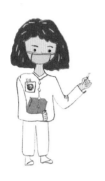

1.遵医嘱积极治疗原发疾病。

2.饮食注意四忌，忌食盐过量，忌食辛辣食物，忌酒烟，忌食糖过多。

3.适当参与体育运动，进行功能锻炼；保持轻松、愉快的好心态。

4.做好定期随访。

（胡聃琳）

第三节　脾肿瘤

一、什么是脾肿瘤呢？

脾肿瘤是指发生于脾脏的肿瘤，脾脏位于左上腹，肋缘下，正常人通过肋缘下摸不到脾脏。脾脏有储存血液、过滤血液、净化血液的作用，是一个免疫器官，在抗感染、抗病毒、抗肿瘤方面有很大的作用。

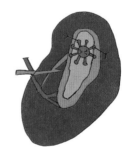

脾肿瘤发生率相对很低，常见恶性脾肿瘤有脾肉瘤等；常见良性脾肿瘤有血管瘤等。

二、为什么会发生脾肿瘤呢？

脾肿瘤可发生于各个年龄段且无性别差异，脾肿瘤发病率仅占全部肿瘤的0.03%。

分析原因如下：

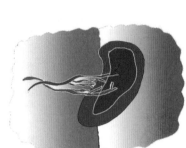

1.脾脏的免疫效应。脾脏内免疫活性细胞及免疫活性物质可抑制和杀灭肿瘤细胞。

2.脾脏的解剖学特点导致。脾动脉汇入处呈锐角且脾脏的节律性搏动可使肿瘤细胞难以停留。

3.脾脏的免疫监视能力。脾脏是抗肿瘤抗体产生的主要外周免疫器官。

三、发生脾肿瘤，你会有哪些表现呢？

脾肿瘤早期缺乏特异性表现，部分患者可无症状，故早期不易被发现，往往在体检时或在其他疾病的诊治中意外发现。部分患者表现为肿瘤的相关表现，如左上腹疼痛不适、左上腹包块、食欲减退，以及持续低热、进行性消瘦、乏力、脾功能亢进等全身表现，多见于脾脏恶性肿瘤。

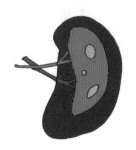

脾肿瘤的临床诊治中最为危险的是肿瘤发生自发性破裂，当脾肿瘤患者突发剧烈腹痛并出现明显的腹膜炎、血压持续降低，甚至出血性休克等危及生命的风险时，需要及时抢救。

四、脾肿瘤需要做哪些检查呢?

以影像学检查为主,如B超、CT、正电子发射计算机断层成像(PET-CT)、MRI检查。CT检查是目前公认最有价值的检查方法,其不仅有助于肿瘤的定位、定性以及术前分期,同时可用于评估患者术后疗效。

五、该怎么去治疗脾肿瘤呢?

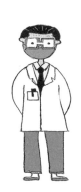

现代脾外科治疗发展的趋势已经转换为在根治疾病、保障安全、快速康复的同时,将脾脏及其功能进行最大可能保留。

脾脏手术的方式多样,如开腹脾切除术(OS)、腹腔镜脾切除术(LS)、机器人手术、脾动脉栓塞术、热消融术(包括射频消融与微波消融)。

六、你能做什么?

1.合理调配饮食,多食富含维生素的食物,进食低脂、高热量、高蛋白、易消化的食物,少食多餐,忌暴饮暴食,尽量避免刺激性食物及饮料。

2.注意休息,劳逸结合,保持愉快的心情,适当运动。

3.遵医嘱服药和回院复查,如有不适,随时就诊。

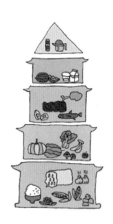

(李林润)

···· 第四节　其他少见脾脏疾病 ····

脾动脉瘤

一、什么是脾动脉瘤呢？

脾动脉瘤是内脏动脉中最常见的
动脉瘤。

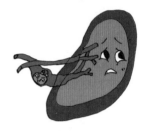

二、为什么会发生脾动脉瘤呢？

脾动脉瘤的病因一般认为与动脉壁结构异常和内分泌水平改变
有关，主要病因包括动脉粥样硬化、门静脉高压、纤维肌性发育不
良、多次妊娠、急慢性胰腺炎等。

三、发生脾动脉瘤，你会有哪些表现呢？

脾动脉瘤起病隐匿，多数患者无明显症状，可有左上腹、
左季肋区疼痛，出现恶心、呕吐等症状，疼痛可向左肩胛区放
射。脾动脉瘤一旦破裂，死亡率较高。

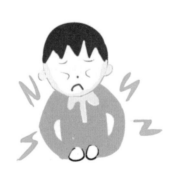

四、脾动脉瘤需要做哪些检查呢？

脾动脉瘤的检查方法有数字减影血管造影、彩超、计算机体层血管成像（CTA）、X线检查，数字减影血管造影是诊断内脏动脉瘤的"金标准"。

五、该怎么去治疗脾动脉瘤呢

首选外科手术治疗。

异位脾

一、什么是异位脾呢？

脾脏离开其正常解剖位置而异位于腹腔其他部位称为异位脾。发病原因多认为可能系胚胎时期胃背侧系膜发育缺陷、各种原因所致慢性脾肿大、脾部分受伤后膈脾韧带及胃脾韧带松弛而导致脾蒂延长甚至异位。异位脾包括副脾、脾组织植入及游走脾。异位脾最常见的两种形式为副脾和脾组织植入，而游走脾的发生率极低，临床罕见。

二、什么是副脾呢？

副脾为正常脾脏以外的脾脏组织，副脾最易诊断的方式为超声检查。

三、什么是脾组织植入呢？

脾组织植入通常发生在脾切除术或脾创伤之后，易被误诊为其他的占位性病变。

四、什么是游走脾呢？

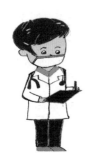

　　游走脾是一种罕见的疾病，一般表现为无痛性、移动性腹部肿块，存在脾蒂扭转和局部缺血的危险，如果不及时处理，可能会发生严重的后果。因此，一些专家认为诊断游走脾后，应行脾切除术/脾固定术。游走脾诊断首选超声检查。

脾梗死

一、什么是脾梗死呢？

脾梗死是由于脾血管发生阻塞导致局部组织缺血坏死。

二、为什么会发生脾梗死呢？

　　引起脾梗死的原因有骨髓增生性疾病、心瓣膜疾病、接受动脉栓塞治疗后、胰腺疾病等。

三、发生脾梗死，你会有哪些表现呢？

　　脾梗死的表现为严重的左上腹疼痛，也可无明显症状。

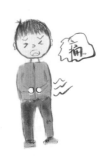

四、需要做哪些检查呢？

　　典型脾梗死通过超声检查容易诊断。

脾紫癜

一、什么是脾紫癜呢？

脾紫癜是一种罕见的脾脏良性血管疾病，特征为脾实质内大小不等的扩张的血窦破坏了脾脏的正常结构。

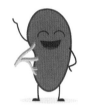

二、为什么会发生脾紫癜呢？

目前该病病因尚不清楚，可能是一种免疫复合物引发的疾病。

三、发生脾紫癜，你会有哪些临床表现？

脾紫癜临床症状不典型，可造成脾肿大，引发相应症状。脾紫癜虽为良性病变，但严重的脾紫癜依然能够引发脾脏破裂等并发症，导致死亡。

（李仕亭）

第五节　脾与血液系统疾病

一、先来了解一下脾的功能

1.造血功能。脾脏是人体的"血库"，脾脏是胚胎阶段重要的造血器官，人成年后，脾脏仍存有少量的造血干细胞，当身体严重缺血或处于某些疾病状态时，脾脏可以产生红细胞、血小板等满足人体需求。

2.滤血功能。脾脏是人体的"过滤器"，当血液中出现病原

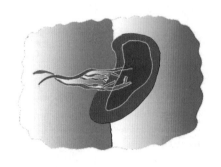

菌、抗原、异物、原虫时，脾脏中的巨噬细胞、淋巴细胞就会将其"吃掉"。

3.免疫功能。脾脏是人体最大的免疫器官，当人体受到外界病毒、细菌等侵害时，能发挥十分重要的免疫作用。

二、如何判断脾肿大呢？

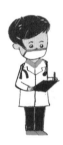

临床上判断脾肿大可以通过B超或CT检查等手段。B超检查示脾脏长径超过10 cm，厚径超过4 cm可以认为是脾肿大。CT或MRI检查示脾脏长径超过5个肋单元认为是脾肿大。

三、脾肿大与哪些血液病相关呢？

1.特发性血小板减少性紫癜（ITP）。部分血小板减少患者可见脾肿大现象，与异常免疫反应有关。脾脏是血小板的主要破坏场所，甚至一些慢性难治性血小板减少患者采取"切脾"治疗，初期"切脾"治疗效果明显，血小板数值有显著提升，一定时间后又出现减少，多有病情反复的现象。

2.溶血性贫血。见于地中海贫血、血红蛋白病、自身免疫性溶血性贫血等。有贫血、黄疸、脾肿大的表现。

3.恶性血液病。部分急性髓细胞性白血病、急性淋巴细

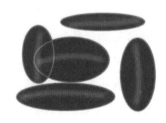

胞白血病、慢性粒细胞白血病、慢性淋巴细胞白血病、幼淋巴细胞白血病、毛细胞白血病、骨髓增殖性肿瘤（真性红细胞增多症、骨髓纤维化等）、淋巴瘤、骨髓瘤、噬血细胞综合征等血液疾病患者会伴有脾肿大现象。此时，患者多有贫血、出血、发热、肝/脾/淋巴结进行性肿大、骨痛、血细胞异常等表现，少数患者还可出现巨脾。

身体出现脾肿大，多有食不下咽、食欲减退、腹胀、易饱现象，部分患者检查可见血液异常。为此，发现脾肿大的患者，应及时就医，进行相关检查，明确病情后予以治疗。

四、该怎么去治疗呢？

1.部分脾动脉栓塞术，适用于脾功能亢进、特发性血小板减少性紫癜、再生障碍性贫血（AA）、中性粒细胞白血病和遗传性球形红细胞增多症。

2.脾切除术。

五、术后反复高热该如何护理呢？

反复高热多为弛张热，体温在39℃以上，一般持续3周左右。

1.基础护理，保持床单位清洁、干燥、平整，及时更换潮湿衣物，防止着凉。

2.物理降温，可冷敷头部、腹股沟大动脉、肘部、腋窝部，禁用乙醇擦拭，以免刺激皮肤血管扩张，可用温水擦浴。

3.药物降温，可根据患者年龄、

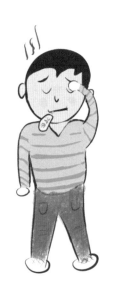

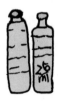

体重应用适量吲哚美辛栓肛塞，降温效果好，且可以减轻疼痛。

4.勿用氨基比林等解热药物，以减少对肝功能的损害。

5.及时补充水分及能量。

（赵瑜）

知识拓展：脾移植

● 什么是脾移植呢？ ●

脾移植是指将供体脾移植给受体，分为自体脾移植、尸体供脾与亲属活体供脾。

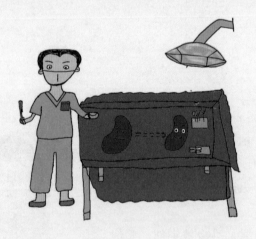

● 为什么会需要脾移植呢？ ●

脾脏是人体较重要的免疫器官之一，有造血、破坏衰老的血细胞及滤血等功能。脾脏切除后可导致机体免疫功能、抗感

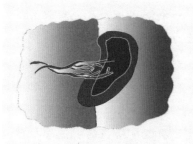

染能力下降，若移植的脾脏成活，就可代替正常脾脏的功能。除了脾切除后保障脾脏功能而进行脾移植以外，脾移植还可用于治疗甲型血友病、免疫缺陷性疾病（如先天性免疫缺陷症）、丙种球蛋白缺陷病等。

● 脾移植术前需要注意些什么呢？ ●

1.心理调适。鼓励患者使其对手术充满信心，减少其恐惧的心理；让患者积极参与手术计划的制订，使其乐意配合手术，术后能很好地配合多种检查和治疗。

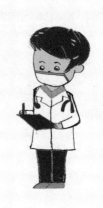

2.术前指导。术后患者需要较长时间的卧床，为了防止术后便秘及尿潴留的发生，术前应指导患者进行卧床排尿、排便的练习。

3.检查准备。鼓励患者积极配合医生完成各项特殊检查，除常规检查患者心、肺、肝、肾功能外，对肝癌患者还需做甲胎球蛋白定性、定量检查；对血友病患者做凝血因子Ⅷ的测定；对供、受体做淋巴细胞毒试验、HLA组织配型和免疫常规检查等。

● 脾移植术后如何照顾患者呢？ ●

1.观察生命体征。密切观察注意患者的神志、面色、体温的变化。术后患者一般都有不同程度的发热，这是机体对手术

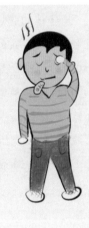

刺激产生的一种防御性反应，一般不超38.5℃，称为外科热。如果患者精神萎靡、嗜睡，伴有血压下降、面色苍白、四肢冰冷，常提示有休克的发生，应采取紧急措施。

2.引流管护理。恰当的引流管护理可预防逆行感染，减少并发症的发生。引流管固定必须稳妥，不受压、不扭曲，并且长度要适当，足够患者翻身和坐起，这样可防止脱落和引流不畅。要及时观察引流液的颜色、性状和量。

3.预防并发症。应鼓励患者脱离危险期后早期开始进行康复活动，有助于促进呼吸道分泌物的排出、促进四肢血液循环、预防静脉血栓栓塞的发生，也能促进肠道蠕动，减轻腹胀。

4.心理护理。积极与患者聊天，鼓励其积极配合治疗，帮助患者树立康复的信心。通过倾听、鼓励、安慰、解释、疏导、支持等方法进行心理护理，必要时可咨询心理医生，进行心理疗法，如音乐、冥想、集体心理治疗，给予患者支持。

● 你能做什么？ ●

1.每月按时复查，监测用药效果以及各项指标，遵医嘱按时按量服药，尤其是免疫抑制剂不可自行减量或停药。

2.注意观察移植术后排斥反应，脾移植排斥反应一般发生在术后6~7

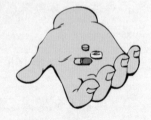

日，3个月内发生率较高。具体表现为腰背部及移植脾区胀痛，伴突发高热，精神、食欲差，体格检查示移植脾明显肿大、质地变硬、有压痛。若出现上述不适或其他问题应立刻到医院就诊。

3.注意饮食及个人卫生，尽量不去公共场所，避免感染；餐后应漱口；避免剧烈活动，注意劳逸结合。

（方婧琳）

参考文献

［1］施卫军，丁标.细菌性肝脓肿CT诊断[J].影像研究与医学应用，2022年，
6（16）：176-178.

［2］刘兆玉.肝脓肿介入治疗辽宁专家共识（2022）[J].介入放射学杂志，
2022年，31（7）：642-650.

［3］中国医师协会外科医师分会包虫病外科专业委员会.肝两型包虫病诊断
与治疗专家共识（2019版）[J].中华消化外科杂志，2019，18（8）：
711-721.

［4］马红玉.肝囊肿患者行腹腔镜开窗引流术治疗的护理措施及效果体会[J].
中国医药指南，2021，19（10）：211-212.

［5］曲吉汇，李宁，李晓军，等.腹腔镜开窗引流术治疗非寄生虫性肝囊肿
[J].中华肝脏外科手术学电子杂志，2020，9（6）：576-581.

［6］宋丽，侯远沛.血清异常凝血酶原和甲胎蛋白检测在原发性肝癌诊
断中的应用比较[J].实验与检验医学，2020，38（5）：940-941，
949.

［7］何凤蝶，王秋童，胡亚男，等.中国人群肝癌发病危险因素病例对照研
究的meta分析[J].现代预防学，2022，49（23）：4230-4240.

［8］杜卫东.认识肝血管瘤[J].健康博览，2022（11）：12.

［9］王学军，胡晟，陈轶晖，等.肝血管瘤治疗研究进展[J].现代医药卫生，
2022，38（16）：2808-2813.

［10］中国医师协会外科医师分会肝脏外科医师委员会，中华肝胆外科杂志
编辑委员会.肝血管瘤热消融治疗专家共识（2021版）[J].中华肝胆外
科杂志，2021，27（12）：881-888.

［11］王学军，胡晟，陈轶晖，等.肝血管瘤治疗研究进展[J].现代医药卫
生，2022，38（16）：2808-2813.

［12］宋研，王国品."保胆"还是"切胆"：对胆囊结石治疗的再思考[J].中国临床研究，2023，36（1）：1-6.

［13］李艳利.胆结石并胆道感染患者病原菌分布及相关危险因素分析[J]，中国卫生检验杂志，2022，32（15）：1901-1904.

［14］陈功，姜璟，汤悦，等.胆道闭锁诊断与治疗循证实践指南[J].中国循证儿科杂志，2022，17（4）：245-259.

［15］李晓斌，傅斌生.胆道闭锁的外科诊治进展[J].器官移植，2022，13（6）：818-824.

［16］郭志恒，苏璠，贾培丽，等.加速康复外科理念下手术治疗先天性胆总管囊肿疗效观察[J].中华实用诊断与治疗杂志，2022，36（4）：377-379.

［17］朱连华，韩鹏，姜波，等.微血流成像能准确鉴别和诊断胆囊息肉样病变[J].南方医科大学学报，2022，42（6）：922-928.

［18］曹际森.重视胆囊息肉[J].开卷有益（求医问药），2023（1）：33.

［19］中华医学会肝病学分会.原发性硬化性胆管炎诊断及治疗指南（2021）[J].临床肝胆病杂志，2022，38（1）：50-61.

［20］黄强，刘振.胰管结石的诊疗策略[J].肝胆外科杂志，2022，30（1）：5-8.

［21］中华医学会外科学分会胰腺外科学组，中国急性胰腺炎诊治指南（2021）[J].中华外科杂志，2021，59（7）：578-587.

［22］郑智，丁乙轩，卢炳地，等.急性胰腺炎诊治指南（2021）解读—急性胰腺炎外科诊疗进展及随访策略[J].中华普通外科杂志，2022，37（7）：545-548.

［23］陈汝福，余敏，张丁文.胰腺囊性疾病的诊断与外科治疗进展[J].中华消化外科杂志，2020，19（12）：1248-1252.

［24］梅晓宇，孙丹丹.腹腔镜胰十二指肠切除术围术期细节化护理效果观察[J].河南外科学杂志，2023，29（2）：187-189.

［25］麦志惠，代伟宏，何和与.钝性脾损伤患者诊治的研究进展[J].创伤外科杂志，2020，22（9）：705-708.

［26］王凤，柏永华，黎成芳，等.脾脏占位病变的CT和MRI表现[J].中国医学影像学杂志，2022，30（7）：716-720.

［27］李昌旭，徐露瑶，汝娜，等.腹腔镜脾脏切除贲门周围血管离断术治疗Child-Pugh A/B级肝硬化门静脉高压症的临床效果分析[J].临床肝胆病杂志，2021，37（3）：596-600.

［28］侍齐，杨魏，周海峰，等.TIPS术后肝硬化门静脉高压患者脾脏体积和血细胞变化[J].南京医科大学学报（自然科学版），2023，43（1）：60-65.

［29］关毅，李长风.严重外伤性脾破裂切除加自体脾移植的临床疗效[J].中国伤残医学，2020，28（23）：56-57.

［30］潘娟，徐玉兰.血液系统疾病护理研究热点分析[J].护理学杂志，2022，37（24）：22-25.

［31］马倩，叶小龙，郑建明.腹腔异位脾的临床及病理特征分析：13例报告[J].解放军医学杂志，2020，45（3）：319-322.

［32］朱姝，王璐，张烨琼，等.肝性脑病的诊断和治疗[J].肝脏，2021，26（2）：115-117.

［33］王帅.肝性脑病[J].肝博士，2023（3）：37.

［34］李隽.了解肝性脑病[J].开卷有益（求医问药），2022（9）：43.